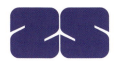

© Verlag Zabert Sandmann
München
2. Auflage 2014
ISBN 978-3-89883-449-0

Wissenschaftliche Mitarbeit	Helmut Hoffmann
Grafische Gestaltung	Georg Feigl, Irene Schulz, Eva Pramann
Fotografie	Michael Wilfling (Siehe Bildnachweis)
Herstellung	Peter Karg-Cordes
Lithografie	Jan Russok
Druck & Bindung	Mohn Media Mohndruck GmbH, Gütersloh

 Beim Druck dieses Buchs wurde durch den innovativen Einsatz der Kraft-Wärme-Kopplung im Vergleich zum herkömmlichen Energieeinsatz bis zu 52% weniger CO_2 emittiert.

Alle Rechte vorbehalten. Nachdruck, auch auszugsweise, sowie Verbreitung durch Film, Funk, Fernsehen und Internet, durch fotomechanische Wiedergabe, Bildträger, Bild-/Tonträger sowie Datenverarbeitungssysteme jeder Art nur mit schriftlicher Genehmigung des Verlages.

Besuchen Sie uns auch unter www.zsverlag.de

DR. CHRISTINE THEISS

Ich mach dich fit!

ohne Geräte
nur mit deinem Körper

unter Mitarbeit von
Dr. Petra Thorbrietz,
Helmut Hoffmann,
Ulrich Pramann

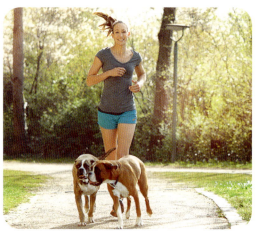

Inhalt

Vorwort 6

Mein Weg zum Erfolg 8

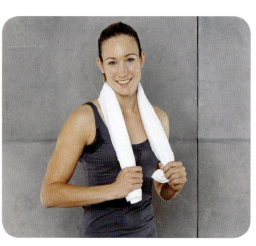

Das Wunder der Muskelkraft 22
Muskeln – komplexes Zusammenspiel 28
Die Muskelgruppen des Körpers 32
Muskelketten und Muskelschlingen 34

Die Basis schaffen 36
Goldene Regeln für das Training 45
Was Bewegung im Körper bewirkt 46
Test: Wie fit bin ich? 48
Ihr Trainingsplan 58

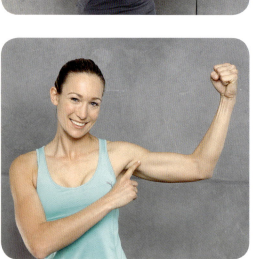

Das Trainingsprogramm 60
Die besten Übungen für die Arme 64
Die besten Übungen für den Bauch 72
Die besten Übungen für die Beine 82
Liegestütz – der Klassiker und
viele Varianten 92
Die besten Übungen für den Rücken 102
Die besten Übungen für den Po 112
Dehnen – wie geht es richtig? 122
Mein täglicher Trainingszirkel 130

Das Ernährungsprogramm 132

Nährstoffe und ihre Energie 135
Was wir von den Schlanken
lernen können 145

Den Weg erfolgreich weitergehen 154

Worauf Sie noch achten können 161
Die persönlichen Trainingserfolge 164
Mein Trainingsprogramm auf einen Blick 166

Anhang 172

Register 172
Wissenschaftliche Mitarbeit/
Bildnachweis, Literatur 176

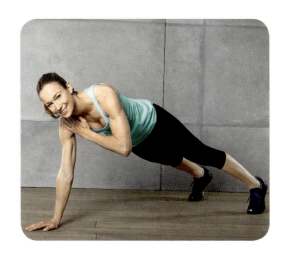

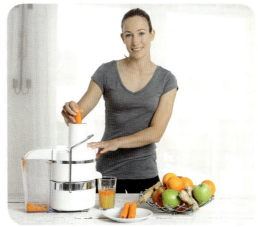

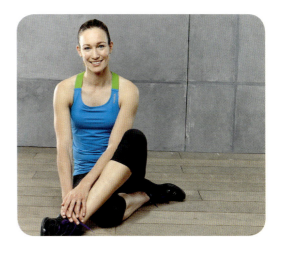

Liebe Leserinnen und Leser,

jahrzehntelang war ich mit Leib und Seele Profisportlerin. Täglich habe ich viele Stunden trainiert, um meinen Platz in der Weltspitze des Kickboxens zu verteidigen. Viele Fans haben mir geschrieben und mich gefragt, wie man denn so sportlich und fit werden könne und dabei trotzdem eine weibliche Figur bewahre. In meiner aktiven Zeit konnte ich solche Fragen gar nicht beantworten, denn ich habe ja nie trainiert, um gut auszusehen, sondern um den nächsten Kampf zu gewinnen. Dass ich dabei fit und schlank wurde, war eigentlich nur ein sehr angenehmer Nebeneffekt. Heute, das stelle ich fest, nützt mir mein jahreslanges Training, um in Form zu bleiben – denn körperliche Bewegung ist mir so zur Routine geworden, dass ich sie nicht mehr missen möchte.

Das ist das, was ich an Sie weitergeben möchte – die Lust am Erfolg, die Freude am Fortschritt und die Routine, die Sie fit macht – ohne große Mühen. Denn ich verspreche Ihnen, dass 15 Minuten täglich ausreichen, um ein effektives Krafttraining zu absolvieren, ein Training, das mehr kann, als nur Muskeln wachsen zu lassen: Es festigt Ihr Bindegewebe, wirkt positiv auf Herz, Kreislauf und innere Organe und senkt Ihr Risiko, krank zu werden – das belegen medizinische Studien.

Seit dem Ende meiner Kickboxing-Laufbahn im Dezember 2013 gibt es keine Trainingspläne mehr und keinen Coach, der mir die Leviten liest, wenn ich mal was schleifen lasse. Stattdessen habe ich als Fernsehmoderatorin ein unregelmäßiges Leben mit vielen Terminen, Reisen und kurzen Nächten in Hotels. Ich musste mir einen neuen Rhythmus suchen, wenn ich nicht wollte, dass meine gesamte Kondition den Bach runterging. Also habe ich einen eigenen Trainingsplan entwickelt. Dazu gehört neben regelmäßigem Joggen ein täglicher kurzer, aber effektiver Übungszirkel für einen gleichmäßigen, moderaten Muskelaufbau. Durch seinen Erfolg wurde ich zu diesem Buch inspiriert.

Mein persönlicher Trainingszirkel ist überall machbar – im Bad, im Wohn- oder Hotelzimmer. Sie brauchen nur ein Handtuch und einen Stuhl dazu, keine weiteren Hilfsmittel. Ihr eigener Körper ist nämlich Ihr effektivstes Werkzeug.

Versuchen Sie es. Fitness ist so einfach.

Ihre Christine Theiss

Vorwort

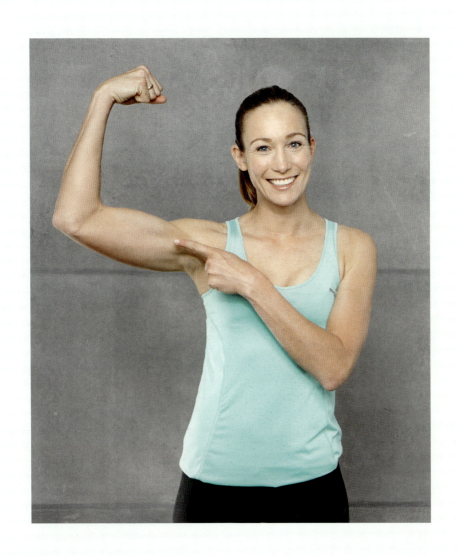

Ich mach Dich fit!

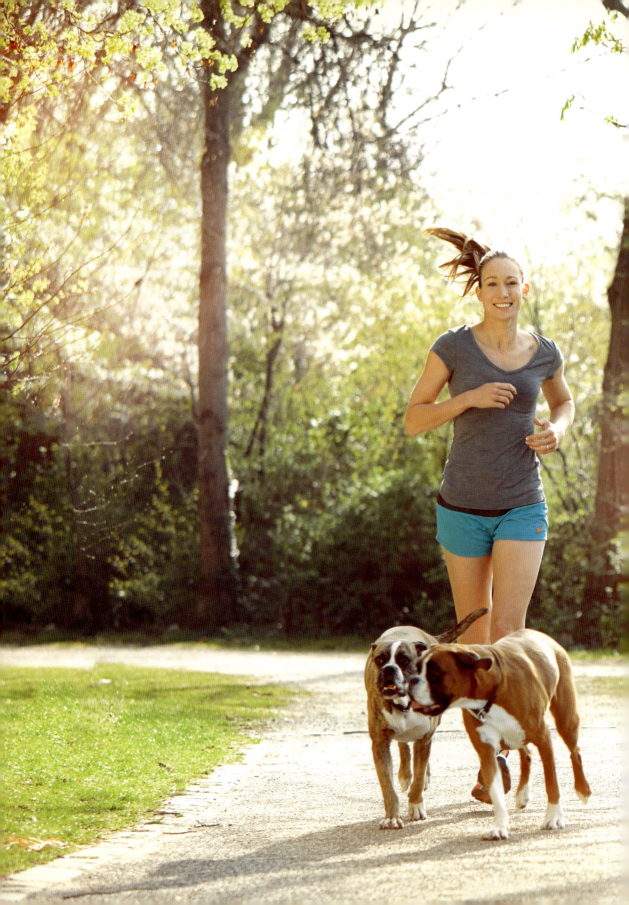

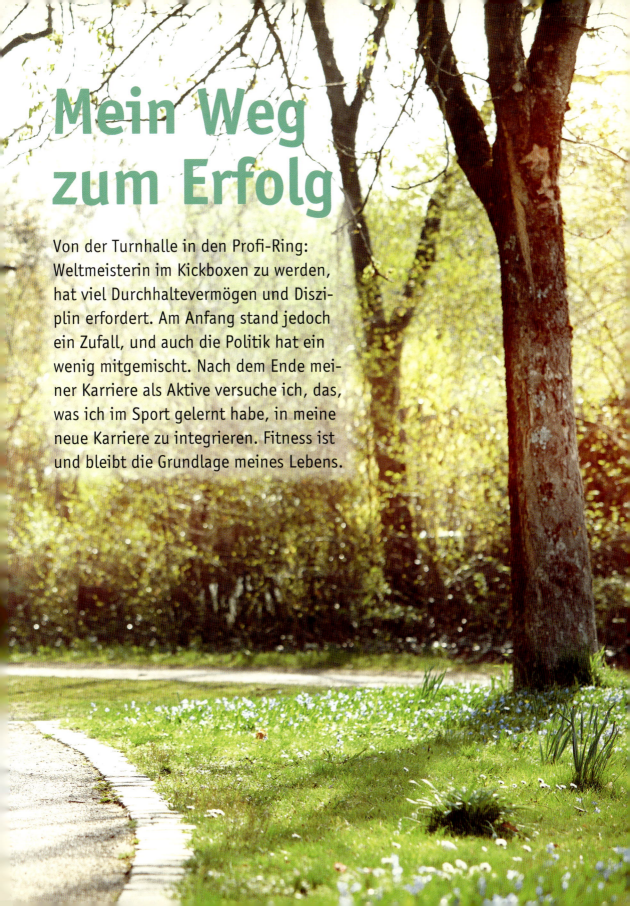

Mein Weg zum Erfolg

Von der Turnhalle in den Profi-Ring: Weltmeisterin im Kickboxen zu werden, hat viel Durchhaltevermögen und Disziplin erfordert. Am Anfang stand jedoch ein Zufall, und auch die Politik hat ein wenig mitgemischt. Nach dem Ende meiner Karriere als Aktive versuche ich, das, was ich im Sport gelernt habe, in meine neue Karriere zu integrieren. Fitness ist und bleibt die Grundlage meines Lebens.

Meine persönliche Entwicklung

Wer wie ich so viele Jahre dem Leistungssport verschrieben hat, entwickelt natürlich ein ganz besonderes Verhältnis zu seinem Körper. Denn dann wird er in besonderer Weise zum Instrument der eigenen Wünsche und Träume. Ich habe immer gesagt, dass mein Körper mein Arbeitsgerät ist, das einzige, was ich habe. Auf ihn musste ich aufpassen, damit er meinen hohen Anforderungen auch immer gerecht werden konnte.

Drei- oder viermal jährlich, vor entscheidenden Wettkämpfen, habe ich meinen Körper immer wieder zu Höchstleistungen getrieben, ihm alles abverlangt, mindestens zehn endlos scheinende Wochen lang. Dann klingelte morgens um Sechs der Wecker und 45 Minuten später stand ich schon vor meinem Trainer Mladen Steko: Pratzentraining.

Distanz und Angriff

Eine Pratze ist ein Schlagpolster für die Hand, das im Kampfsport unverzichtbar ist. Der Trainer hält in jeder Hand so eine Pratze, und man versucht gezielt Schläge und Tritte zu platzieren. Mit voller Wucht. Minutenlang. Kurze Pause. Weiter. Mit vollem Einsatz, auch bis zur völligen Erschöpfung. Insgesamt dauerte die morgendliche Einheit eineinhalb Stunden. Schlagkraft, Kondition, Bewegungskombinationen und Schnelligkeit müssen immer wieder neu trainiert werden, Timing und Distanzgefühl, Angriffstechniken und Reaktionsvermögen. Ich wusste: Was du im Training blutest, wirst du nicht im Ring erleiden müssen. Wenn ich »bluten« sage, meine ich in diesem Fall schwitzen. Ich wusste auch: Ich muss meine Grenzen immer wieder neu überschreiten, darf nie zufrieden sein. Nur so kann ich besser werden. Und siegen.

Auf den Punkt fit

Abends um sieben begann dann das Haupttraining mit den anderen Wettkämpfern von Steko's Sportcenter. Verschiedene Einheiten um weiter Kraft und Kondition aufzubauen, sowie die Schlag- und Tritttechnik zu verbessern. Und dann – sozusagen als Filetstück – das Sparring, also Trainingskämpfe, um sich auf die nächste Gegnerin und ihre Stärken einzustellen. Natürlich möchte man Verletzungen dabei möglichst vermeiden, deshalb sollte sich dabei nicht die gleiche Schlaghärte wie in einem Kampf entwickeln. Es geht hierbei um das Ausprobieren und Verbessern von Techniken und taktischen Vorgaben, und nicht darum, wer die Bessere im Ring ist. Außerdem habe ich hierbei immer die vollständige Schutzausrüstung ge-

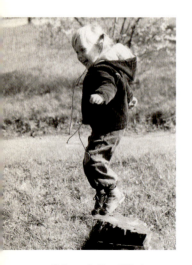

Schon als Zweijährige war ich ein kleiner Wirbelwind und immer auf Achse.

Mein Weg zum Erfolg

tragen, zum Beispiel einen Kopfschutz. Ich tat alles, um auf den Punkt fit zu sein. Wenn der Gong erneut einen Kampf um die Weltmeisterschaft im Kickboxen einläutete, musste ich mich auf meinen Körper verlassen können, ihm total vertrauen. Dazu aber musste ich ihn vorher bis an seine Grenzen fordern. Zumal ja meine Gegnerinnen in den Wochen zuvor ebenfalls alles gegeben haben, um mir den Gürtel streitig zu machen.

Von Ost nach West

Meine intensive Beziehung zur Physiologie des menschlichen Körpers, aber auch die zum Kampf wurde mir quasi in die Wiege gelegt. Meine Eltern waren, wie ich und wie bereits mein Großvater, Mediziner, mein Vater Wolfgang Internist, meine Mutter Gisela Allgemeinärztin. Wir lebten in der DDR, wo ich als Christine Hennig am 22. Februar 1980 in Greiz geboren wurde. Beide Eltern konnten von Kindesbeinen an mit den Philosophien des Arbeiter- und Bauernstaates wenig anfangen. Vor allem an die Einschränkung der persönlichen Freiheiten und an die ständige Angst vor der gängigen Überwachung konnten sie sich nie gewöhnen.

1982 stellten meine Eltern einen Antrag auf Ausreise in den Westen, weil sie verhindern wollten, dass ihre Kinder in den »Genuss« der sozialistischen verstaatlichten Erziehung kamen. Zwei Jahre lang saßen wir buchstäblich auf gepackten Koffern, unsere Wohnung war verwanzt und regelmäßige Verhöre meiner Eltern komplettierten die üblichen Schikanen. Die Angst vor der Ablehnung unseres Ausreiseantrags war immer gegenwärtig. 1984 war es so weit, der Ausreiseantrag wurde abgelehnt, doch dann nahm das Schicksal seinen Lauf. Durch unglaubliche Zufälle und die hartnäckigen Bestrebungen unserer Verwandtschaft im Westen rückten wir in letzter Sekunde auf eine Liste von Ausreisewilligen. Diese Liste war Bestandteil des Pakets um den Milliardenkredit, den Franz Josef Strauß 1984 der DDR gewährte. Endlich war es so weit, wir durften ausreisen!

Jugend in Bayreuth

Von Greiz, im Bezirk Gera in Thüringen, ging es für uns in das nur 80 Kilometer entfernte Lichtenberg in Oberfranken. Trotzdem war es eine völlig andere Welt. Onkel Ludwig, der Patenonkel meines Bruders Ludwig, wurde unsere erste Anlaufstation und nahm uns in den ersten Wochen bei sich auf. Diese turbulenten Zeiten kenne ich vor allem aus Erzählungen, erinnern kann ich mich kaum. Denn ich war erst vier Jahre alt. Dann bekamen meine Eltern Arbeit als Ärzte in Bayreuth und ließen sich dort nieder. Wir wohnten am Stadtrand, nicht weit von unserem Haus weg begann der Wald.

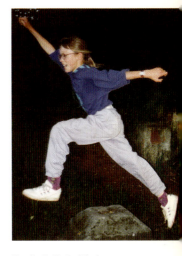

Auch als Zehnjährige war ich ständig in Bewegung, neben dem Kickboxen in der Turnhalle draußen in der freien Natur.

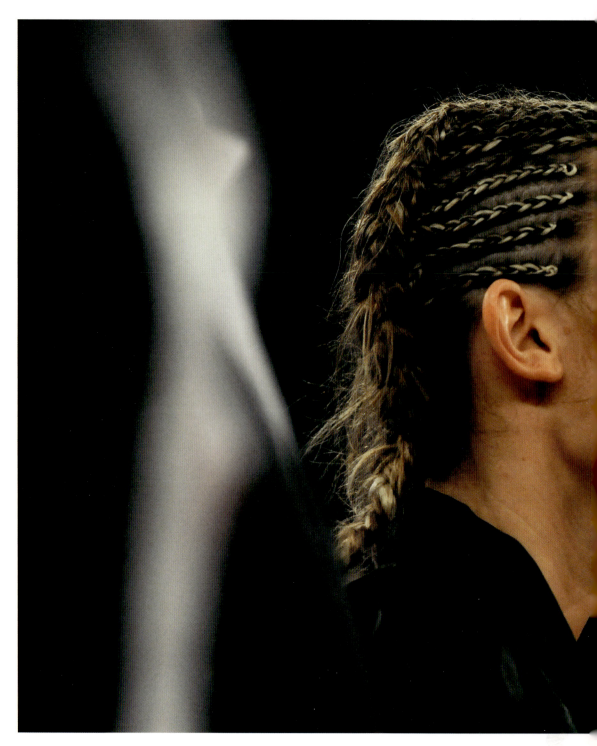

> Mein Weg zum Erfolg

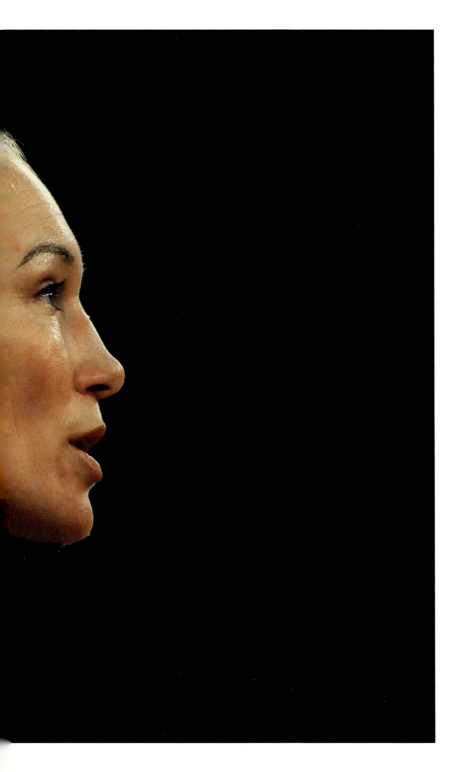

Die letzten Sekunden vor dem Kampf: Die Anspannung, aber auch die Vorfreude sind auf dem Höhepunkt angelangt. Noch einmal die Füße während der Nationalhymne still halten, und dann beginnt endlich der Kampf.

Ich war immer viel draußen, wo ich sehr gerne mit den anderen Kindern spielte. Wir kletterten auf die Bäume, spielten Völkerball und waren mit unseren Rollschuhen unterwegs. Und ich liebte Hunde. Anfangs konnte ich nur mit meinem Lufthund Gassi gehen – einem Liebling, der nur in meiner Fantasie existierte. Doch ab dem 11. Lebensjahr gehörten reale Hunde zu meinen ständigen Begleitern.

Spiel des Zufalls

Zum Kickboxen kam ich mit sieben Jahren. Dass es ausgerechnet diese Sportart werden sollte, war der reine Zufall. Meine Banknachbarin in der Schule hatte kurz zuvor diese Sportart für sich entdeckt und meinte: »Chrissi, komm doch mal mit«. Kickboxen gefiel mir sofort, und meine Eltern haben mich ermuntert, da ihnen nur recht war, dass ihr Mädchen Selbstverteidigung ausübte.

Wir boxen in der Turnhalle am Stadtbad, jeden Dienstag und Donnerstag. Meine ersten Trainer Aleksandar Repovic und Rainer Bronner habe ich als tolle Menschen in Erinnerung. Sie hatten das richtige Händchen. Wir waren 40 Kinder, darunter sicherlich ein gutes Dutzend Mädchen. Mir machte es von Anfang an Spaß, dieses Austoben unter Anleitung.

Die Sportart Kickboxen hat sich Mitte der 60er-Jahre in den USA aus ver-

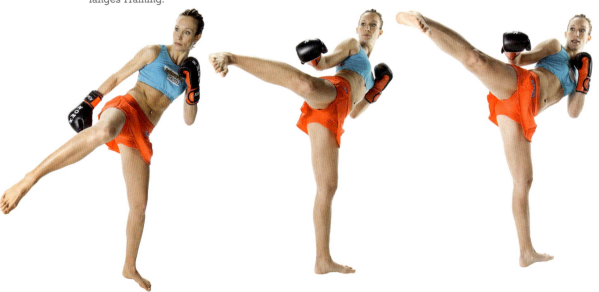

Um einen Sidekick mit Präzision und der entsprechenden Wucht dahinter auch im Kampf abrufen zu können, braucht es jahrelanges Training.

Mein Weg zum Erfolg

schiedenen Kampfsportarten heraus entwickelt. Die Oberkörpertechniken sind mit dem traditionellen Boxen identisch. Allerdings sind zu den Faustnun auch Fußtechniken hinzugekommen, die aus asiatischen Kampfsportarten wie Thaiboxen, Kung-Fu oder Taekwondo übernommen und modifiziert wurden.

Jedes Training begann mit Aufwärmen, um das Verletzungsrisiko, zum Beispiel die Gefahr von Zerrungen, zu minimieren. Wir liefen locker ein paar Minuten in der Halle, machten den »Hampelmann« und andere Aufwärmübungen auf der Stelle, anschließend folgte das Dehnen. Hinzu kam das sogenannte Schattenboxen, das Kämpfen gegen einen imaginären Gegner, um gleichzeitig die Fitness und Schnelligkeit beim Kickboxen zu verbessern.

Körpergefühl für Kinder

Kickboxen ist sicherlich ein Kampfsport, der auch Härte von den Sportlern verlangt. Trotzdem ist es eine wunderbare Sportart auch für Kinder. Denn beim Kickboxen gibt es – im Gegensatz zum Boxen beispielsweise – unterschiedliche Disziplinen. Beim Semi- und Leichtkontakt-Kickboxen wird zu hartes Vorgehen sanktioniert, die Treffer müssen abgestoppt werden. Beim Semikontakt kommt zudem hinzu, dass beim Wettkampf nach jedem gültigen Treffer das Kampfgeschehen unterbrochen wird, ähnlich wie beim Fechten. Dadurch entwickeln Kinder und Jugendliche ein unglaubliches Körpergefühl sowie Disziplin, ohne jedoch der Schlaghärte des Vollkontakt-Kickboxens ausgesetzt zu sein. Dieses darf – je nach Verband – erst ab dem 16. bzw. 18. Lebensjahr ausgeübt werden.

Disziplin als zweite Haut

Kickboxen ist eine wunderbare Schule fürs Leben. Der Sport hat viel zu meiner Charakterbildung beigetragen: Disziplin und Pünktlichkeit wurden zu meiner zweiten Haut, auch die Selbstfürsorge: Meine Trainer achteten immer darauf, dass zum Beispiel die Fingernägel kurz geschnitten waren. Wer ohne Zahnschutz kam, musste auf der Bank Platz nehmen und das Training von außen beobachten. Und bevor man zu einer Gurtprüfung angemeldet wurde, überprüften meine Trainer in der Kindheit die Zeugnisse, um zu sehen, ob ein Sportler wegen des Sports seine Ausbildung vernachlässigte. Wenn dies der Fall war, durfte er nicht an der Prüfung teilnehmen. Ich habe gelernt einzustecken. Dass es nichts umsonst gibt. Und ich habe mich im Laufe meiner Karriere immer wieder in Extremsituationen befunden und gelernt, mit ihnen umzugehen.

Studium der Medizin

Nach meinem Abitur 1999 am Bayreuther Gymnasium Christian-Ernestinum arbeitete ich erst einmal knapp eineinhalb Jahre in der Arztpraxis meiner Eltern. Ich wollte sichergehen, dass die Entscheidung, ein Medizinstudium zu beginnen, die richtige für mich war. 2001 begann ich an der Ludwig-Maximilians-Universität in München mein Studium der Humanmedizin. Nach dem Bestehen des Physikums, so nennt man das Vordiplom im Medizinstudium, begann ich 2003 mit der Arbeit an meiner Doktorarbeit. Das Thema lautete »G-CSF-Therapie zur adjuvanten Behandlung des verzögert revaskularisierten Myokardinfarktes (STEMI)« und war eine mehrjährige klinische Studie an Patienten am Universitätsklinikum Großhadern. Wir wollten herausfinden, ob es sich auf Patienten, die einen Herzinfarkt erlitten hatten, positiv auswirkt, wenn der Organismus vermehrt körpereigene Stammzellen ausschüttete.

Zu Beginn der Arbeit an meiner Dissertation lernte ich meinen späteren Mann Hans Theiss am Klinikum kennen. 2005 gaben wir uns das Jawort und ich nahm seinen Namen an. 2007 war ein turbulentes Jahr. Ich schloss die Arbeiten zu meiner Doktorarbeit ab, legte im Herbst das Staatsexamen mit der Gesamtnote 2,0 ab und wurde zudem im Mai erstmals Profiweltmeisterin im Vollkontakt-Kickboxen in Vilamoura/Portugal. Im Jahr darauf konnte ich meine Doktorarbeit vor einem Gremium verteidigen und darf seither den Doktortitel führen.

Erste Wettkämpfe und der schwarze Gürtel

Meine sportliche Laufbahn verlief nicht immer geradlinig. Mit 11 Jahren begann ich mit meinen ersten Wettkämpfen im Semikontakt-Kickboxen und legte regelmäßig Gurtprüfungen ab. 1995 und 1996 wurde ich deutsche Meisterin in der Jugend, 1998 bei den Erwachsenen. Die Prüfung zum 1. Dan, den schwarzen Gürtel, konnte ich ebenfalls 1998 erfolgreich ablegen. Dann aber folgte ein Tief. Ich hatte immer wieder langwierige Beschwerden mit meiner Bizepssehne in der rechten Schulter, und auch die Motivation ließ zu wünschen übrig. Übrigens ein häufiges Phänomen bei Leistungssportlern in diesem Alter. Als ich 2001 meiner Heimat den Rücken kehrte, um mein Medizinstudium in München zu beginnen, legte ich deshalb erst einmal eine Kickboxpause ein. Ich wollte mich auf die Startschwierigkeiten eines Studiums konzentrieren und die Verletzung in Ruhe auskurieren. 2003 hat ich die Hürde »Physikum« erfolgreich genommen und stieg wieder in den Sport ein.

Mein Weg zum Erfolg

Die Steko-Brüder

Der Weg führte mich zu den Brüdern Mladen und Pavlica Steko, die sowohl national als auch international einen hervorragenden Ruf genießen. Da die Steko-Brüder kein Semikontakt lehren, wechselte ich zum Vollkontakt. Die zweijährige Pause hatte mir gutgetan. Ich war extrem motiviert, war froh um jede einzelne Trainingseinheit und bereit, alles zu geben, um die Zeit bis zum Ende meines Studiums sinnvoll zu nutzen. Sehr schnell war ich wieder auf Wettkampfniveau, und obwohl ich ab jetzt in einer für mich neuen Disziplin startete, kam mir natürlich die Erfahrung aus rund 150 Semikontakt-Kämpfen sehr zugute. Bis 2005 startete ich bei den Amateuren und bestritt zudem Boxkämpfe, um meine Boxtechnik zu verbessern.

Neue Herausforderungen

Nach dem Gewinn des Weltmeistertitels in der Gewichtsklasse 60 Kilogramm in den USA beendete ich meine Amateurkarriere und wechselte ins Profilager. Das Boxen hängte ich an den Nagel, um mich ganz auf die Vorbereitung meiner Profikämpfe konzentrieren zu können. Der finanzielle Aspekt hatte mit meiner Entscheidung überhaupt nichts zu tun. Am meis-

Bei meinem letzten Kampf gegen Olga Stavrova konnte ich mich für die einzige Niederlage in meiner Profikarriere revanchieren.

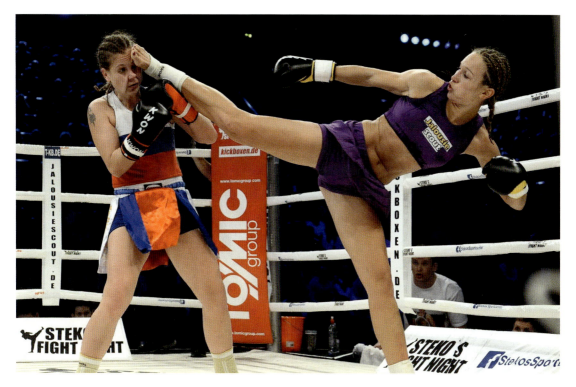

ten hat mich gereizt, dass ich nicht mehr nur drei Runden kämpfen würde wie im Amateurbereich üblich, sondern bis zu zehn Runden. Dies stellte mich sowohl konditionell als auch taktisch vor ganz neue Herausforderungen. Ich wollte einfach neue sportliche Welten entdecken, bevor ich nach dem Ende meines Medizinstudiums dem Leistungssport den Rücken kehren würde. So war es zumindest geplant.

Die Entscheidung

Es kam alles ganz anders. Ich wurde deutsche und Europameisterin bei den Profis und 2007 schließlich im portugiesischen Vilamoura gegen die Waliserin Rachel Kirkhouse Weltmeisterin. Ab da wurden auch die Medien auf mich aufmerksam, und ich merkte, dass dieser Titelgewinn nicht der Höhepunkt war, sondern lediglich der erste Schritt zu etwas noch nie Dagewesenem. Eine Frau, die nur mit der Sportart Kickboxen ihren Unterhalt bestritt, gab es bis dato nicht. So beschloss ich gemeinsam mit meinem Trainer und Manager Mladen Steko, meine Laufbahn als Medizinerin beiseitezulegen und Kickboxen zu meinem alleinigen Beruf zu machen. Es begann eine Karriere, die so noch nicht einmal in meinen kühnsten Träumen denkbar gewesen wäre.

Bis zu meinem Karriereende im Dezember 2013 habe ich 40 Profikämpfe bestritten, von denen ich 38 gewinnen konnte, nur einmal verließ ich den Ring als Verliererin. Insgesamt stand ich für 24 Weltmeisterschaftskämpfe im Ring, 23-mal konnte ich ihn als Siegerin verlassen. Meine einzige Niederlage kassierte ich gegen Olga Stavrova im Mai 2013. So hart diese Erfahrung für mich auch war, ich bin trotzdem sehr dankbar, dass ich sie machen durfte. Sie hat mich physisch wie psychisch noch einmal enorm gefordert und vorangebracht. Den Rückkampf ein halbes Jahr später konnte ich klar für mich entscheiden. Dieser Kampf fand im Dezember 2013 vor einer großartigen Kulisse in meiner Heimatstadt Bayreuth statt und war für mich der perfekte Moment, um meine Kickboxkarriere zu beenden. Wenn es am Schönsten ist, soll man bekanntlich aufhören.

Meine tierischen Begleiter

Ich habe es anfangs bereits erwähnt, Hunde sind meine ständigen Begleiter. Schon als Kind war ich fasziniert von ihnen und begegnete ihnen immer furchtlos. Es gibt die nette Anekdote von mir, dass ich im Alter von 5 Jahren meinen 3 Jahre jüngeren Bruder gegen einen Dackelwelpen eingetauscht habe. Der Hund saß schon bei uns im Auto, als meine Eltern diesen Handel wieder rückgängig machten.

> Mein Weg zum Erfolg

Als Teenager arbeitete ich fast täglich mehrere Stunden ehrenamtlich im Bayreuther Tierheim und ständig schleppte ich zu Hause irgendwelche armen Kreaturen an. Ein »Secondhandhund« lebte immer bei uns, eine Zeit lang sogar zwei. Eine treue Begleiterin in meiner Jugend war meine Doggen-Boxer-Mischlingshündin Senta, die der Ausgangspunkt meiner Liebe zu dieser Rasse wurde. Heute sind meine beiden Boxer Tiffany und Osito immer an meiner Seite. Zwischen Tiffany und mir besteht eine ganz besonders enge Verbindung, da wir beide seit 2008 ein Rettungshundeteam beim Mantrailing bilden. Wir sind gemeinsam mehrfach geprüft und werden von der Polizei alarmiert, wenn diese Unterstützung bei der Suche nach vermissten Personen benötigt. Meinen Rüden Osito habe ich mit einem gebrochenen Oberschenkelhals in Spanien buchstäblich von der Straße gekratzt, deswegen arbeite ich mit ihm nicht professionell. Meine Erfahrungen als Hundeführerin gebe ich als Ausbilderin in der Rettungshundestaffel des Arbeiter-Samariter-Bunds München weiter. Ich gebe zu, es ist ein sehr zeitaufwendiges Hobby, eher schon eine Berufung. Aber ich liebe diese Arbeit mit den Tieren und den Hundeführern, und ich finde es sehr angenehm, dass ich bei all dem Trubel und den glitzernden Scheinwelten meiner anderen Tätigkeiten immer wieder geerdet werde. Ich bin in der Staffel »nur« ein Hundeführer, kein Promi.

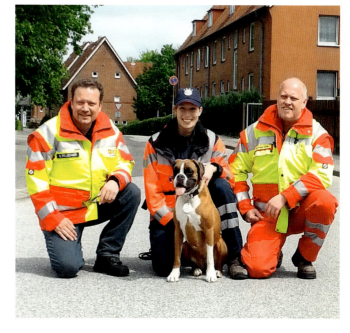

Meine Boxerhündin Tiffany und ich nach einer erfolgreichen Mantrail-Hauptprüfung 2013 in Lübeck. Stolz sitzen wir beide zwischen den beiden Prüfern Dirk Fellechner und Stefan Friedriszik. Alle 18 Monate müssen Einsatzhunde beim Arbeiter-Samariter-Bund ihre Einsatzfähigkeit bei externen Prüfungen unter Beweis stellen.

Boxen und Frauen – wie passt das zusammen?

Als ich im Sommer 2008 den »Bayerischen Sportpreis« gewann, trug ich bei der Ehrung ein weinrotes Glitzerkleid. In seiner Laudatio sagte der damalige Ministerpräsident Günther Beckstein: »Sie ist sportlich, hübsch und erschreckend gescheit.« »Sie ist ein Mediendarling und widerlegt das Vorurteil, dass Kickboxer breite, glatzköpfige Schlägertypen sind«, schrieb die FAZ. Und in den Münchner Boulevardzeitungen tauchte ich regelmäßig als »unsere Chrissi, die Kickbox-Queen« auf. Einmal schrieb sogar ein Journalist: »Von dieser Frau würde sich jeder Mann gerne verprügeln lassen.«

Na ja, in solchen Bildern stecken viele Klischees. Aber ich sage immer: »Klischees sind zum Spielen da«. Mir ist durchaus bewusst, dass mir die Tatsache, dass ich eine gut aussehende Frau mit einem Akademikerhintergrund bin, sehr geholfen hat, meinen Bekanntheitsgrad zu erreichen. Und ich weiß, dass ich damit einen klaren Vorteil vor meinen meist männlichen Sportkollegen hatte. Als Einzelsportler einer medial eher unbekannten Sportart muss man eine »eierlegende Wollmilchsau« sein, um Aufmerksamkeit zu erregen. Aber trotz dieser Vorteile musste auch ich immer hart trainieren. Über viele Jahre zweimal am Tag, sechs Tage in der Woche. Immer am Limit, das ganze Leben ist auf den nächsten Kampf geeicht. Die Medienwelt ist schnelllebig. Wer die Leistung nicht bringt, ist ganz schnell abgeschrieben, egal wie gut man ausschaut.

Aber natürlich habe ich diesen Blick auf das Äußere auch für mich bzw. unsere Sportart genutzt. Normalerweise treten Kickboxer in langen, weiten Hosen an, kein ästhetisch ansprechendes Bild. Als mit Sat.1 ein großer nationaler Sender 2010 anfing, meine Kämpfe auf großer Bühne zu übertragen, setzte ich beim Weltverband WKA (heute WKU) durch, dass auch wir Vollkontakt-Kickboxer ähnlich den Thaiboxern kurze Hosen tragen durften. Ich wollte damit die Attraktivität dieses Sports für den Fernsehzuschauer noch offensichtlicher machen. Und ja, ich gebe zu, dass vielleicht so mancher TV-Zuschauer zumindest anfangs nur wegen meines kurzen Kampfrocks beim Zappen hängen geblieben ist. Wenn dadurch ein Fan mehr fürs Kickboxen gewonnen werden konnte, habe ich mein Ziel erreicht.

Rücktritt

Bereits Ende 2012 habe ich für mich selbst entschieden, dass ich nur noch ein Jahr kämpfen wollte. Ich wollte den Zeitpunkt meines Rücktritts selbst bestimmen und nicht von meinem Körper oder durch Niederlagen auferlegt bekommen. Zudem wollte ich auf dem Zenith meines Könnens als amtierende Weltmeisterin abtreten. Mit der erfolgreichen Revanche gegen Olga Stavrova ist mir das am 13. Dezember 2013 gelungen, und für mich ist dieses Kapitel meines Lebens abgeschlossen.

Bereits seit 2011 stehe ich als Moderatorin bei »The Biggest Loser« vor der Kamera und in Zukunft widme ich meine ganze Energie meiner neuen Laufbahn als Moderatorin. Nichtsdestotrotz gehört Sport auch weiterhin zu meinem Leben.

Auch wenn ich meinen Körper nicht mehr zu Höchstleistungen treibe, benötige ich die tägliche Bewegung wie ein Fisch das Wasser.

> Mein Weg zum Erfolg

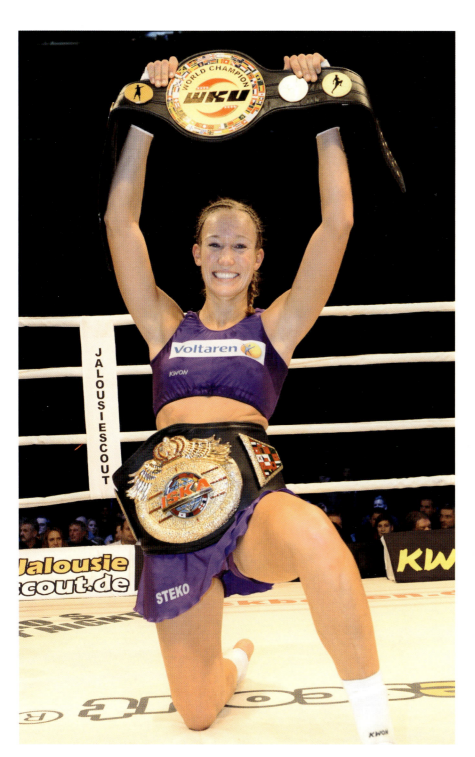

Die Glücksgefühle nach einem gewonnenen WM-Kampf sind mit Worten nicht zu beschreiben. Man steht völlig neben sich. Erst am nächsten Tag macht sich große Zufriedenheit breit.

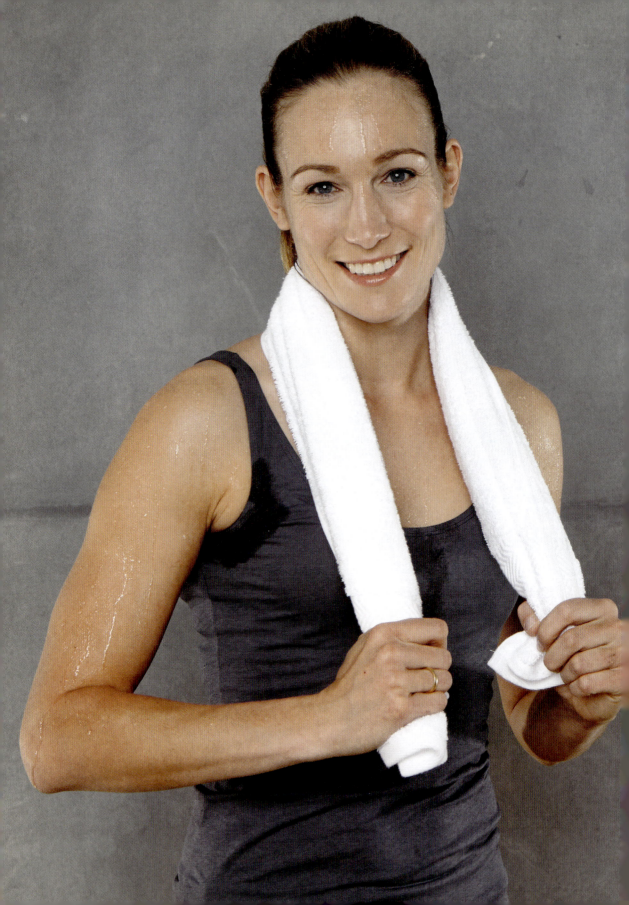

Das Wunder der Muskelkraft

Krafttraining ist mindestens genauso wichtig wie Ausdauertraining. Es dient nicht nur der Schönheit, sondern auch der Gesundheit: Die Muskeln stabilisieren nicht nur den Körper und geben ihm seine Form, sie geben auch Botenstoffe ab und leiten Nervenimpulse weiter, die für den gesamten Organismus wichtig sind.

Mehr Lust am Leben

Sie sind hellwach, fühlen sich federleicht und ausdauernd, mit sich im Reinen. Sie finden sich attraktiv und könnten Bäume ausreißen. Sie gehen aufrecht und haben Nerven wie Drahtseile. So fühlt es sich an, wenn Sie fit sind – ein großartiger Zustand.

Das gegenteilige Gefühl kennen Sie aber bestimmt auch: Sie sind schnell aus der Puste, fühlen sich gestresst, genervt und wenig belastbar. Morgens kommt der Kreislauf nur schleppend in Gang, und tagsüber sind Sie lustlos und unkonzentriert. Der ganze Alltagskram wächst Ihnen schnell mal über den Kopf. Sie sind fertig – mit den Nerven und überhaupt.

Ihr Lebensgefühl hängt zu einem Großteil von Ihrer persönlichen Fitness ab. Wenn Sie in Form sind, sind Sie gerne aktiv und leben mit mehr Leichtigkeit. Wenn Sie fit sind, haben Sie einfach mehr Lust am Leben. Sie machen dann in allen Lebenslagen eine bessere Figur.

»Fit« – was ist das?

Fitness – dieser Begriff ist zwar schwer in Mode, aber auch schwer zu fassen. Denn der Zustand der Fitness lässt sich nicht mit dem Meterband messen. Wer schlank ist, ist noch lange nicht fit. Der Duden definiert Fitness als »gute körperliche Verfassung« und »Leistungsfähigkeit aufgrund eines planmäßigen sportlichen Trainings«. Wissenschaftler betonen, dass Fitness auch Kondition und Koordination umfasst. Für mich persönlich ist Fitness ein zentraler Teil meiner positiven Einstellung zum Leben. Mein Körperbewusstsein ist die Basis für mein Selbstbewusstsein.

Menschen, die sich aktiv fit halten, sind gesünder und leben länger – das ist statistisch erwiesen. Sie senken das Risiko von Zivilisationskrankheiten wie Herzinfarkt, Diabetes und Krebs deutlich. Wer sich aktiv um seine Fitness kümmert, wird außerdem erleben, wie sich nicht nur das äußere Erscheinungsbild verändert, sondern auch – und das ist viel entscheidender – Stimmung und Selbstachtung wachsen. Ganz nebenbei verbessern sich auch noch die Konzentration und die Lernfähigkeit. Nur: Die Fitness entsteht leider nicht nebenbei, sondern muss erarbeitet werden.

Bewegung oder Stillstand?

Menschen im Alter von Anfang 20 kann man grob in zwei Gruppen einteilen: Für die eine Gruppe ist Sport ein ganz selbstverständlicher Bestandteil ihres Lebens, egal ob Aussehen, Spaß oder die Leistung im Vordergrund stehen.

> Das Wunder der Muskelkraft

Die andere Gruppe genießt den Sport höchstens passiv – als Zuschauer im Fernsehen oder vom Spielrand aus. Zu diesem Zeitpunkt hat das allerdings noch keine sichtbaren gesundheitlichen Konsequenzen: Osteoporose oder Sarkopenie – der Abbau von Knochen- oder Muskelsubstanz – scheinen zu diesem Zeitpunkt noch weit entfernt.

Das stimmt aber nicht, denn in der Jugend werden nicht nur die körperlichen Voraussetzungen für das spätere Leben geprägt, zum Beispiel die Dichte der Knochenstruktur, sondern auch die mentale Basis für körperliche Aktivität.

Ohnehin wechseln mit wachsendem Lebensalter immer mehr Menschen von den »Sporties« zu den »No-Sporties«, weil sie sich aus beruflichen oder familiären Gründen schwertun, Zeit und Raum für mehr Bewegung zu haben. Die Begleiterscheinungen zeigen sich dann schon deutlicher: Die Bewegungsarmut führt zu schnellerem Puls, schwächeren Muskeln und höherem Körpergewicht.

Schneller Abbau

Spätestens im Alter von 35 Jahren beginnt Ihr Körper außerdem, Strukturen abzubauen – das ist leider das Programm der Natur. Ihre Gefäße werden unflexibler, die Knochen verlieren jedes Jahr ein Prozent Substanz und auch die Muskulatur schwindet jährlich um bis zu zwei Prozent. Bis zum 70. Lebensjahr hat sich die Muskelmasse etwa um mehr als ein Drittel verringert – wenn wir nichts tun.

Die verlorene Muskulatur wird außerdem durch kraftloses Fettgewebe ersetzt. Auf einer normalen Waage macht sich dieser Umwandlungsprozess zunächst gar nicht bemerkbar: Das Körpergewicht scheint stabil. Weil aber die Muskulatur abnimmt, verringert sich die Zahl der Mitochondrien – das sind die winzigen Kraftzellen in den Muskelzellen, die Fette in Energie umwandeln. Der Grundumsatz des Körpers nimmt also ab, während die Blutfette (Cholesterin, Triglyceride) ansteigen – und somit auch die Gefahr von Herzinfarkt und Schlaganfall.

> » Für mich persönlich ist Fitness ein zentraler Teil meiner positiven Einstellung zum Leben. Mein Körperbewusstsein ist die Basis für mein Selbstbewusstsein.«

Fett statt Muskeln

Das wirkt sich auch auf das Nervensystem aus. Die Skelettmuskulatur nämlich sendet Signale an das Gehirn, und diese Impulse setzen dort Neurotransmitter frei, also Substanzen, die im ganzen Körper als Botenstoffe fungieren. Je weniger Muskelsignale aber das Gehirn erreichen, desto träger wird der Stoffwechsel – ein Teufelskreis. Wer Kopf und Körper zu wenig beansprucht, schont sie nicht, sondern beschleunigt den Abbau.

Anpassung als biologisches Prinzip

»Ein gutes Pferd springt nur so hoch, wie es muss« lautet ein Sprichwort. Genauso verhält es sich mit unserem Körper. Biologische Systeme passen sich an die an sie gestellten Erfordernisse an. Wenn wir den Körper also regelmäßig fordern, etwa durch Arbeit oder Training, stellen sich die Muskulatur, aber auch das Herz-Kreislauf-System und sogar die Verdauung rasch auf die höheren Anforderungen ein.

Die Folge: Alle wichtigen Strukturen des Organismus legen zu, sie wachsen. Unsere Leistungsfähigkeit nimmt also durch die Beanspruchung nicht ab, sondern im Gegenteil zu.

Dieses Prinzip der biologischen Anpassung (Adaption) gilt aber leider auch, wenn wir dem Körper zu wenig abverlangen. Dann schaltet er auf Sparflamme. Jeder, der schon einmal ein Bein oder einen Arm einige Zeit in Gips fixiert hatte, weiß, wie schnell sich die Muskulatur zurückbildet. Der Grund: Die Natur leistet sich einfach nicht den Luxus, Energie auf etwas zu verschwenden, was offensichtlich nicht mehr richtig gebraucht wird. Die fatale Folge: Das Leistungsvermögen nimmt ab – »wer rastet, der rostet«.

> » Muskeln verlieren nie die Fähigkeit, an Masse, Kraft und Flexibilität zuzulegen. Körperlicher Abbau ist kein Naturgesetz! «

Der Mensch als Bewegungstier

Die Evolution hat über Millionen Jahre den menschlichen Körper für ein bewegtes Leben programmiert. Für unsere Vorfahren war es (über-)lebenswichtig, gut zu Fuß zu sein. Schließlich mussten sie sich vor Feinden und angreifenden Tieren schnell in Sicherheit bringen. Auch als Jäger konnten sie nur erfolgreich sein, wenn sie beweglich und ausdauernd waren. Überleben war also eine Frage der Fitness.

Heute sind solche Flucht-und-Jagd-Fähigkeiten nicht mehr gefragt, das moderne Leben bietet Supermärkte, Autos, Rolltreppen und Lifte. Die meisten Menschen müssen körperlich nicht mehr schwer arbeiten, sondern üben ihre Jobs im Sitzen aus. Mehr als 80 000 Stunden des Lebens verbringt der moderne Mensch allein mehr oder weniger unbeweglich an seinem Arbeitsplatz auf einem Stuhl. Das hat gravierende Folgen für die Gesundheit (siehe Kasten rechts).

Dummerweise entspricht die genetische Ausstattung des modernen Menschen in vielem immer noch der seiner Urahnen. So fühlen wir uns gestresst – nicht durch ein wildes Tier, sondern vielleicht durch einen Vorgesetzten – aber wir können nicht einfach davonlaufen. Hard- und Software unseres Körpers sind auf Bewegung programmiert. Sie werden störanfällig, wenn ihre Funktionen nicht genutzt werden.

Jeder kann (wieder) fit werden

Unser Körper ist zu großartigen Höchstleistungen fähig. Doch nur, wenn er ständig in Aktion ist, sonst droht der allmähliche Verfall. »Use it or lose it«: Wer seine Muskeln nicht benutzt, der verliert Muskelmasse und seine Gesundheit. Der Schweizer Diplomtrainer und Krafttrainingsexperte Werner Kieser kritisiert deshalb: »Wir schonen uns zu Tode.«

Die gute Nachricht: Muskeln verlieren auch nie die Fähigkeit, an Masse, Kraft und Flexibilität zuzulegen. Regelmäßiges Kraft-, Ausdauer- und Koordinationstraining lässt sie lebenslang leistungsfähig bleiben. Der körperliche Abbau ist also kein unabänderliches Naturgesetz.

Prinzipiell kann jeder jederzeit fit werden. Die »Trainierbarkeit des Menschen hört nie auf«, so Wildor Hollmann, als einstiger Weltpräsident der Sportärzte auch im hohen Alter noch aktiv. »Selbst wer mit 80 anfängt, kann durch Training noch positive Wirkungen erzielen.« Hollmann war es auch, der die ermutigende Formel prägte: »Durch ein geeignetes körperliches Training gelingt es, 20 Jahre lang 40 Jahre alt zu bleiben.«

Dass es wirklich nie zu spät ist, hat die amerikanische Ärztin Maria A. Fiatarone bewiesen. Ihr Feldversuch mit Bewohnern eines Pflegeheims in

Die negativen Folgen des Sitzens

Sitzen ist nicht nur ungesund, weil wir dann schneller dick werden. Jüngste umfassende Studien der US-Organisation Mayo Clinic zeigen, dass Sitzen verschiedenste negative Folgen hat und das Risiko von Herz-Kreislauf-Erkrankungen, Bluthochdruck, Diabetes, Prostata-, Darm- und Brustkrebs und sogar Depression deutlich erhöht. Sitzen führt unter anderem dazu, dass

- der Mensch 50 Kalorien pro Stunde weniger verbrennt.
- die Muskeln wichtige Enzyme (Lipase) nicht mehr ausschütten.
- die Insulin-Resistenz im Körper steigt, was die Bauchspeicheldrüse erschöpft.

Selbst konzentriertes Training kann die negativen Folgen häufigen Sitzens nicht wettmachen. Die Wissenschaftler empfehlen deshalb, regelmäßig aufzustehen, beim Telefonieren umherzugehen, Stehpulte zu verwenden und Sitzungen im Stehen abzuhalten. Die Zeit vor dem Fernseher sollte reduziert werden.

Muskeln – komplexes Zusammenspiel

Milliarden von Fasern, von denen jede einzelne ihre Aufgabe erfüllt, summieren sich zu dem, was wir Muskelapparat nennen. Dazu gehören:

1. Skelettmuskeln

Robuste Bindegewebshüllen (Faszien) umgeben zahlreiche Faserbündel und halten sie als »Muskel« in Form. Direkt unter der Hülle liegt eine Bindegewebsschicht, in der die Blut- und Lymphgefäße verlaufen. Sie verzweigen sich im Muskel zu einem feinen, dichten Kapillarnetz, das der Versorgung mit Sauerstoff dient. So viele winzige Blutgefäße enthält die menschlichen Muskulatur, dass diese aneinandergereiht mehr als zweimal um die Erde reichen würden. Nervenbahnen kommunizieren mit Gehirn und Rückenmark und steuern so die Bewegung.

2. Sehnen

Alle Muskeln sind an ihren Enden über Sehnen mit dem Knochen verbunden. Diese bestehen aus Kollagenfasern und sind stabil und zugfest zugleich. Ihre Aufgabe ist es, die Kraft der Muskelkontraktion auf das Skelett zu übertragen – und so in Bewegung umzusetzen. Wenn zum Beispiel der Unterarm angewinkelt wird, zieht sich der große Bizepsmuskel zusammen. Die Sehnen an seinen Enden setzen auf der einen Seite am Schulterknochen, auf der anderen am Unterarmknochen an. Zieht sich der Muskel zusammen, so bewegen sich diese Ansatzpunkte aufeinander zu: Das dazwischen liegende Gelenk wird gebeugt. Gleichzeitig entspannt sich der entgegengesetzt arbeitende Streckmuskel (der Trizeps).

3. Muskelfasern

Der Skelettmuskel besteht aus vielen Bündeln von Muskelfasern, die wie Stromkabel eine Vielzahl von Strängen bilden. Die Muskelfasern können bis zu 15 Zentimeter lang und ungefähr 0,1 Millimeter dick sein. Sie bestehen zu etwa 75 Prozent aus Wasser, zu 20 Prozent aus Proteinen und zu 5 Prozent aus Ionen, Fetten, Glykogen (als Energiespeicher) und stickstoffhaltigen Substanzen. Damit sie immer ausreichend mit Energie versorgt sind, enthalten sie zahlreiche Mitochondrien. Diese Kraftwerke der Zellen machen durch ihre Arbeit die Nahrungsenergie für den Muskel verfügbar.

4. Myofibrillen

Myofibrillen sind die kleinste Einheit des Muskels. Sie bestehen aus Hunderten hintereinandergeschalteter Proteinfasern. Die in den Zellkernen bei der Verbrennung der Nährstoffe gewonnene Energie wird in einem speziellen Molekül, dem Adenosintriphosphat (ATP), gespeichert. Das ATP wandert dann von den Mitochondrien zu den Myofibrillen. Dort gibt das ATP die gespeicherte Energie dann ab, wenn sich der Muskel zusammenzieht: Körperliches Training erhöht die Zahl der Myofibrillen und damit Dicke und Kraft des Muskels. Auch die Mitochondrien lassen sich so vermehren, was die Energieversorgung verbessert.

5. Myosin und Aktin

Wenn sich der Muskel zusammenzieht, agieren darin hauptsächlich zwei Sorten fadenförmiger Eiweiße: Myosin und Aktin. Diese langen Eiweißketten bilden den molekularen Bewegungsapparat des Muskels: Wenn das Gehirn über die Nerven ein motorisches Signal aussendet, greifen die Myosinmoleküle wie kleine Widerhaken in die Aktinfäden und ziehen sie zusammen. Dadurch schieben sich die beiden Eiweiße ineinander, die Muskelfaser verkürzt sich.

Das Wunder der Muskelkraft

für Kraft und Energie

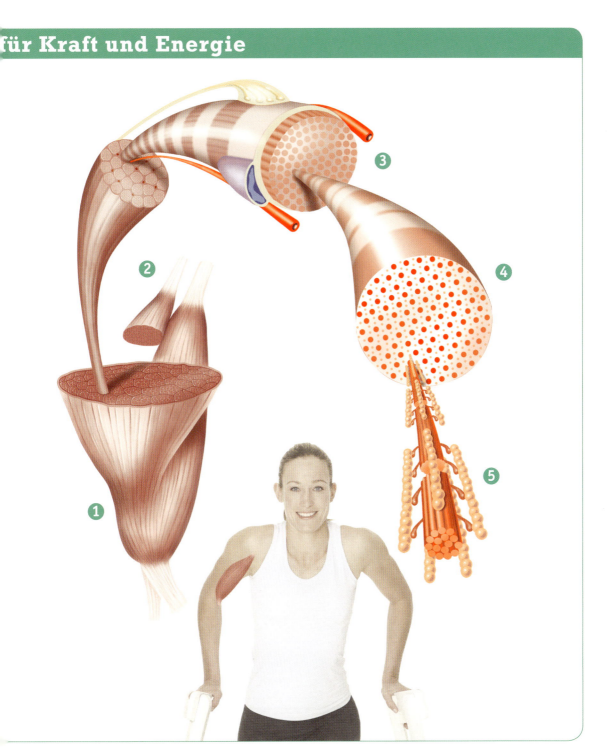

Boston verblüffte auch viele Wissenschaftler. Sie trainierte acht Wochen lang mit einer Gruppe, deren Mitglieder zwischen 86 und 96 Jahre alt waren. Obwohl dabei dreimal pro Woche nur eine einzige Kräftigungsübung für die Oberschenkel durchgeführt wurde, betrug der durchschnittliche Kraftzuwachs der Senioren 171 Prozent – hatte sich also fast verdoppelt. Auch ein Muskelzuwachs von 9 Prozent konnte festgestellt werden: Selbst die Gehgeschwindigkeit nahm wieder deutlich zu, um rund 50 Prozent.

Kräfte wie ein Kran

Rund 600 Muskeln bewegen das menschliche Skelett. Sie machen an die 40 Prozent des Körpergewichts aus (bei Frauen ca. 35 Prozent) und sind damit schwerer als das Knochengerüst (12 bis 14 Prozent). Muskeln lassen uns laufen, sprechen, tanzen, rennen, springen oder küssen. Selbst wenn wir nur die Stirn runzeln, werden 43 unterschiedliche Muskeln aktiviert. Viele davon, etwa die an Hals, Nacken und Schulter, sind ständig aktiv, um den Kopf zu stützen. Ein Vergleich zeigt die enorme Leistung, die unser Körper erbringt: Jeden Tag entfalten unsere Muskeln in der Summe annähernd so viel Kraft wie ein Kran, der sechs Tonnen in 50 Meter Höhe hievt.

10 Gründe, fit zu sein

- ✔ Wir sind belastbarer und leistungsfähiger.
- ✔ Wir können besser mit Stress umgehen.
- ✔ Wir sind kreativer.
- ✔ Wir schlafen besser.
- ✔ Wir altern langsamer und leben (wahrscheinlich) länger.
- ✔ Wir können mehr essen, ohne zuzunehmen (weil wir mehr Kalorien verbrauchen).
- ✔ Wir entwickeln mehr Ausdauer.
- ✔ Wir stärken unser Selbstbewusstsein, werden gelassener.
- ✔ Wir fühlen uns jünger.
- ✔ Wir haben mehr Lust am Leben.

Die Energie liefern die vom Blut gelieferten Nährstoffe (Kohlenhydrate, Fettsäuren und Eiweiß). Sie müssen dazu verbrannt werden. Das geschieht – meist mithilfe von Sauerstoff – in speziellen Zellorganen (Mitochondrien) der Muskelzelle. Ist der Organismus überlastet, reicht der Sauerstoff nicht aus, und der Körper greift bei der Verbrennung auf das Eiweiß der Muskeln zurück. Überanstrengungführt also zu einer sogenannten anaeroben Verbrennung, und sollte deshalb beim Training vermieden werden. Sonst kommt es zu der grotesten Situation, dass wir uns anstrengen, um Muskeln aufzubauen, der Körper baut aber bereits vorhandene dafür ab. Deshalb sollten Sie nie auf nüchternen Magen trainieren: Der Körper braucht für ein sinnvolles, zielgerichtetes Training genügend Energiereserven.

Welchen Einfluss haben Muskeln auf den Organismus?

Forscher haben in den letzten Jahren fast 3000 unterschiedliche Eiweiß-Arten identifiziert, welche die Muskeln bei ihrer Arbeit freisetzen. Über das Blut verteilen sie sich im Organismus. Was die Signaleiweiße dort leisten und wie sie wirken, ist verblüffend:

- ✔ Sie verbessern die Effizienz des Immunsystems. Muskuläre Signalstoffe alarmieren die Abwehrzellen.

- ✔ Sie kurbeln in der Leber die Verwertung von Zuckern (Kohlenhydraten) an, was ein wichtiger Faktor gegen die Entstehung von Übergewicht ist.

- ✔ Sie beeinflussen die Fettspeicher des Körpers, sie initiieren, dass die Vorräte abgebaut werden. Das verringert auch das Krebsrisiko.

- ✔ Sie sind nützliche Gegenspieler jener Fettzellen, die Entzündungen und Arterienverkalkung fördern.

- ✔ Sie regen die Bildung von Insulin in der Bauchspeicheldrüse an, helfen dem Körper also, den Blutzucker effektiv zu verwerten.

- ✔ Sie fördern die Regeneration.

- ✔ Sie unterstützen den Wachstumsprozess bei der Bildung von Knochengewebe.

- ✔ Sie helfen, dass sich im Gehirn Nervenzellen und Synapsen bilden, die Erkrankungen wie Depression und Demenz entgegenwirken.

Die Muskelgruppen des Körpers

Der menschliche Körper besteht aus rund 600 Skelettmuskeln. Sie sind für die Stabilität des Körpers (Statik) und für alle Bewegungen in unserem Körper verantwortlich. Eine funktionelle Muskelgruppe setzt sich zusammen aus:
- **Agonist** – dieser führt durch Kontrahieren, also Zusammenziehen, eine gewünschte Bewegung aus.
- **Antagonist** – dieser dehnt sich als Gegenspieler durch Nachlassen der Spannung aus und führt so die entgegengesetzte Bewegung aus.
- **Synergist** – dieser hilft unterstützend bei der Bewegung des Agonisten mit.

Die Muskelgruppen werden beim Functional Training nicht einzeln, sondern entlang der Ketten trainiert, die sie miteinander bilden.

1. Nacken/Hals
Eine Vielzahl an kleineren und größeren Nacken- und Halsmuskeln stabilisieren den Kopf und sind für seine Drehung, Neigung, Beugung und Streckung verantwortlich.

2. Schultern
Die Schultermuskulatur trägt großen Anteil an unserer Körperhaltung. Sie ist an allen Bewegungen der Schulter beteiligt und steuert unter anderem die Drehbewegungen eines Arms, zum Beispiel beim Volleyball, Golfspiel oder Tennis. Zudem unterstützt sie die Rückenmuskulatur. Sie besteht aus zahlreichen Einzelmuskeln.

3. Arme
Der auffallendste Muskel am Oberarm ist der Bizeps, der für die Beugung des Arms zuständig ist. Die zahlreichen Muskeln des Unterarms sind vor allem für die Kraft der Hand bzw. der Finger zuständig.

4. Brust und Rücken
Die Brustmuskulatur ist als Gegenspieler der tiefen Rückenmuskulatur für eine gerade Haltung wichtig. Im Gegensatz dazu dienen die oberflächlichen Rückenmuskeln zum Ausführen großer Bewegungen und liefern die Kraft für die Schulter.

5. Bauch
Der gerade Bauchmuskel (Musculus rectus abdominis) ist besonders populär, weil er den »Waschbrettbauch« bildet. Die schrägen Bauchmuskeln und der quer verlaufende Bauchmuskel verstärken die vordere Bauchwand. Das ist wichtig, weil es in dieser Region keinerlei stützende Knochen gibt.

6. Gesäß
Alle Bewegungen des Hüftgelenks werden durch Beteiligung der Gesäßmuskulatur möglich. Der große Gesäßmuskel ist der größte und einer der kräftigsten Muskeln des Körpers.

7. Oberschenkel
Der vierköpfige Schenkelmuskel (Musculus quadriceps femoris) befindet sich an der Vorderseite der Oberschenkel. Dieser Muskel beugt die Hüfte und streckt das Knie. An der Innenseite der Oberschenkel befinden sich die Adduktoren. Sie sind für das Heranführen des Beins an den Körper verantwortlich.

8. Unterschenkel
Die hintere Wadenmuskulatur ermöglicht den Zehenstand und leistet den größten Anteil bei der sogenannten Venenpumpe. Dadurch wird das Blut durch Muskelkontraktionen der Wadenmuskulatur aktiv zum Herz gepumpt. Die vorderen Unterschenkelmuskeln ermöglichen den Fersengang.

Das Wunder der Muskelkraft

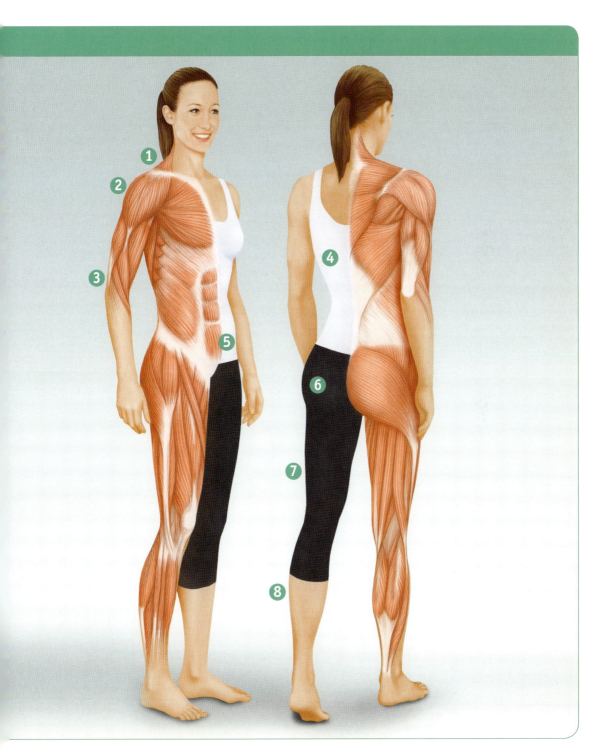

Die Bedeutung und Funktion der Muskelketten und Muskelschlingen

Das Besondere des funktionellen Trainings ist, dass Muskeln nicht isoliert, sondern in ihren natürlichen Bewegungsmustern gestärkt werden. Das wirkt gleichzeitig auch auf Faszien, Bänder, Sehnen und Gelenke. Muskeln haben zwei zentrale Funktionen:

❶ Stabilisation

Um Bewegungen kontrolliert ausführen zu können, müssen die Gelenke und der Rumpf stabil gehalten werden. Dies geschieht durch Bänder zwischen den Knochen, die ein Ausbrechen aus den physiologischen Bewegungsebenen verhindern sollen. Darüber sind Muskeln so angeordnet, dass sie die Funktion der Bänder unterstützen und vervollständigen. Dazu ergänzen sich gerade (blau) und schräg verlaufende (rot) Muskelketten.

❷ Bewegung

Beim Laufen zum Beispiel müssen mehrere Gelenke unterschiedlich zusammenarbeiten, um eine gemeinsame Zielbewegung zu ermöglichen. Aus diesem Grund arbeiten alle Strecker-Muskeln einer Gliederkette zusammen. Dabei ergänzen sich Teil der vorderen und der hinteren Muskelkette (im Bild rechts rot oder blau gekennzeichnet) zu gemeinsamen »Muskelschlingen«.

■ Vordere Muskelschicht
■ Hintere Muskelschicht

Das Wunder der Muskelkraft

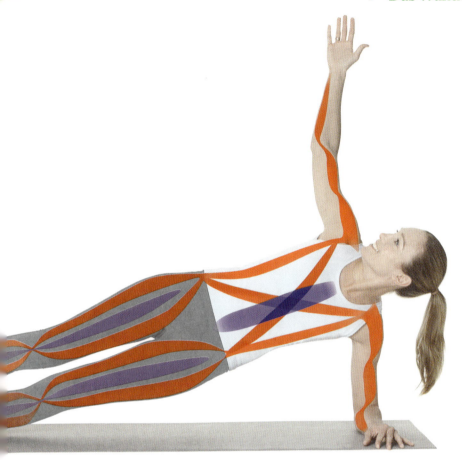

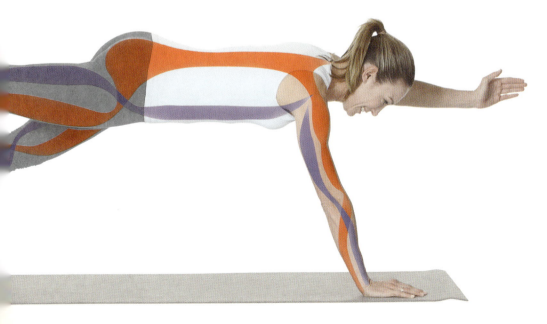

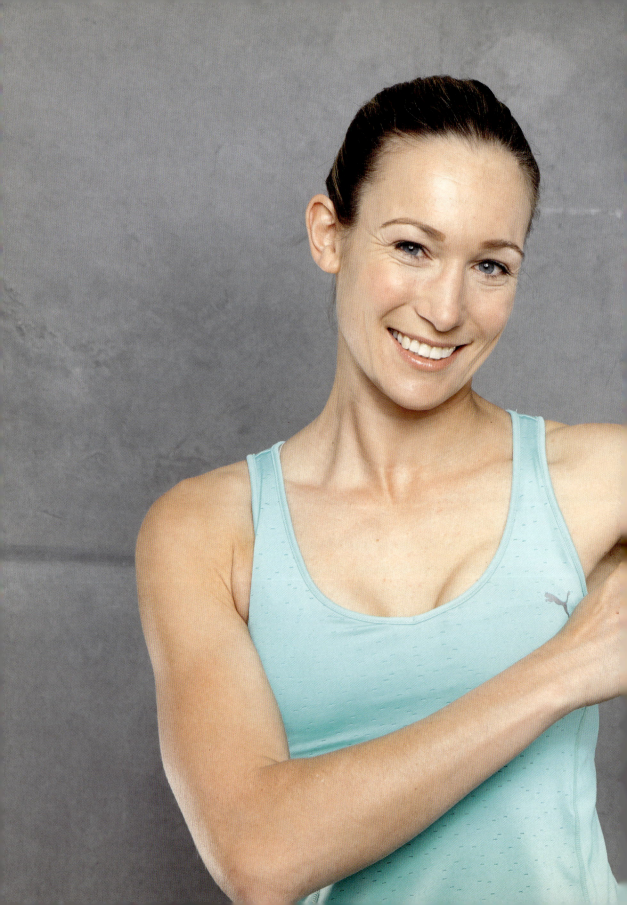

Die Basis schaffen

Wo stehe ich – wo will ich hin? Nur wer sein Ziel genau definiert, kommt dort an. Die Motivation muss von innen kommen. Die Strategie der kleinen Schritte sorgt dafür, dass Rückschläge sich in Grenzen halten. Der Trick der Profis: mentales Training!

Klare Ziele setzen

Wenn Sie mit dem Auto fahren, haben Sie sich vielleicht längst an diese wunderbare Erfindung namens »Navi« gewöhnt. Es leitet uns meist zuverlässig zum gewünschten Ort. Allerdings: Ein Navigationssystem kann nur dann funktionieren, wenn wir zunächst das gewünschte Ziel eingeben.
So ist es auch, wenn wir unsere persönliche Fitness voranbringen wollen: Als Erstes müssen wir bestimmen, wohin die Reise gehen soll. Wo genau möchte ich hin? Was will ich erreichen?
Als Profisportlerin war das für mich einfach: Ich wollte mich, verglichen mit dem letzten Kampf, immer verbessern, ich wollte nie stehen bleiben. Es gab den Termin für den nächsten Kampf, gegen eine neue Gegnerin. Mein persönliches Ziel war immer zu gewinnen. Eine Niederlage habe ich nie in Erwägung gezogen. Also habe ich in den Monaten bis zu diesem Abend alles für dieses eine Ziel gegeben.

Was will ich erreichen?

Seit dem Ende meiner Sportkarriere geht es mir so wie jedem von Ihnen: Ich muss mich selbst motivieren. Das ist viel schwerer als früher, denn nun winkt keine Trophäe mehr am Ende des Wegs, kein Scheinwerferlicht beleuchtet den Ring, keine begeisterten Fans feuern mich an. Ich bin mein eigenes Publikum.

» Glauben Sie an sich selbst. Wenn Sie das nicht tun, wer soll es dann? «

Um sich realistische Ziele zu setzen, sollten Sie sich darüber klar werden, was Ihre eigentlichen Motive sind, mehr Fitness erreichen zu wollen. Das hilft Ihnen dabei, Fortschritte besser einzuschätzen, und erschwert das Schummeln. Schreiben Sie also die Antwort auf folgende Fragen auf ein Blatt Papier und heben Sie es zur späteren Kontrolle auf:

- Was treibt mich eigentlich an?
- Was würde ich gerne an mir verändern?
- Was will ich konkret für meine Fitness und Gesundheit tun?
- Wie kann ich mein Wohlbefinden verbessern?
- Wie sehe ich meine Situation in einem Jahr?
- Was gewinne ich, wenn ich mein Ziel erreiche?
- Was bin ich bereit zu tun?
- Woran merke ich, dass ich mein Ziel erreicht habe?

Die Basis schaffen

Meist sind es ja ganz einfache, praktische Ziele, die man hat. Zum Beispiel: »Ich würde so gern wieder in mein Lieblingskleid passen.« Oder: »Ich will die Treppen zu meiner Wohnung bewältigen, ohne ständig außer Atem zu kommen.« Die Ziele verändern sich natürlich mit den individuellen Erfolgen. So mancher Teilnehmer der TV-Abnehmshow »The Biggest Loser« ist anfangs schon froh, wenn er sich nach den ersten Trainings-Sessions wieder selbst die Schuhe zubinden kann. Später sagt er vielleicht: »Ich will in zwei Monaten 30 Liegestütze am Stück schaffen.«

Fixsterne und Visionen

Ein klares Ziel zu haben ist ganz wichtig. Denn Ziele sind wie Fixsterne. Unser Gehirn braucht klare Orientierungspunkte. Sie verleihen uns die nötige Motivation und Kraft, um in Gang zu kommen, ernsthaft zu starten. Ein Ziel beginnt zwar mit einem Traum, aber Sie dürfen Träume nicht mit Zielen verwechseln. Ihr Ziel muss ...

> »Bleiben Sie realistisch: In einer Woche 500 Gramm Gewicht zu verlieren ist wahrscheinlicher als 20 Kilo in einem halben Jahr.«

... motivieren und herausfordern

Ein Ziel ist nicht viel wert, wenn es zu leicht erreichbar ist. Um trotzdem durchhalten zu können, formulieren Sie es immer positiv, also lieber »Ich will mich attraktiv und leistungsfähig fühlen« statt »Ich möchte nicht mehr dick sein«.

... konkret und erreichbar sein

Ein klares Ziel enthält auf jeden Fall einen definierten Zeitrahmen. Anstatt sich vorzunehmen, »demnächst mehr Sport« zu machen, versprechen Sie sich: »Ich mache ab sofort täglich 15 Minuten Muskeltraining, bevor ich unter die Dusche springe.« Bleiben Sie dabei realistisch, sonst sind Enttäuschungen programmiert. Wöchentlich 500 Gramm an Gewicht zu verlieren ist wahrscheinlicher als das ambitiöse Ziel: »Ich will in einem halben Jahr 20 Kilo abnehmen.« Diese Strategie der kleinen Schritte ermöglicht Ihnen immer wieder Erfolge, auf die Sie stolz sein können!

Überzeugung gibt Kraft

»Was tun Sie, wenn Sie einen Kampf verlieren?« Das wurde ich immer wieder von Journalisten gefragt. Ich habe immer geantwortet: »Ich verliere nicht!« Ich wollte keinen einzigen Gedanken auf eine Niederlage verschwenden. Negative Gedanken rauben unnötig Energie. Sie müssen an sich selbst glauben, wenn Sie sich Ziele setzen. Das gelingt am leichtesten, wenn der Wille für Veränderung wirklich aus Ihnen selbst kommt.

Die innere Stimme

Die Motivationsforschung unterscheidet extrinsische (äußere) und intrinsische (innnere) Anreize. Ein extrinsischer Reiz ist die Aussicht auf eine Belohnung – wie Schokolade, Geld oder eine anerkennende Urkunde. So attraktiv solche »Preise« sind, so kurzfristig üben sie eine Wirkung aus. Denn äußere Impulse entfalten grundsätzlich nicht dieselbe Kraft wie ein ganz persönliches, inneres Motiv. Solche intrinsischen Antriebe können ungeahnte Kräfte verleihen, und sie sind in der Regel nachhaltig wirksam. Die Neurowissenschaften können zeigen, dass der innere Wunsch sich auch hirnchemisch unterschiedlich abbildet: Er aktiviert andere Regionen des Nervengewebes und setzt unterschiedliche Botenstoffe, unter anderem Wohlfühl-Hormone und opioidartige Substanzen, frei. Am meisten profitieren Sie also, wenn Sie versuchen, mit sich selbst ins Reine zu kommen. Vergessen Sie die Anforderungen, die Ihre Umwelt an Sie stellt: Tun Sie das, was Sie machen, an erster Stelle für sich selbst, und seien Sie stolz auf sich! Ihre eigene Wertschätzung ist wichtiger als tausend Lobessprüche anderer!

Die Schritte zum Ziel

1. Sie müssen Ihr Ziel so konkret wie möglich definieren. Es darf nicht zu leicht, aber auch nicht zu schwer sein – und sollte positiv formuliert werden.
2. Sie müssen ehrlich und realistisch mit Ihren Möglichkeiten sein: Wie viel Zeit und Energie können und wollen Sie investieren?
3. Sie müssen sich mental motivieren. Stellen Sie sich Ihren Sieg über sich selbst vor!
4. Regelmäßigkeit senkt die Hemmschwellen und erleichtert die Anstrengung.
5. Erfinden Sie Feedback-Systeme: Dokumentieren Sie Ihr Training und setzen Sie sich selbst Preise aus!

Der Kopf trainiert mit

Auch in Ihnen schlummern bemerkenswerte mentale Fähigkeiten: Sie können in Ihrem Kopf Bilder erzeugen – am besten positive. Auf diese Weise können Sie das gewünschte Ziel gedanklich schon vorwegnehmen, also visualisieren.

Ich persönlich habe mir vor jedem Kampf intensiv vorgestellt, wie es sein wird, wenn der Ringrichter meinen Arm hochhebt und damit meinen Sieg anzeigt. Jedes Mal beschleunigte sich allein bei dieser Vorstellung mein Puls, ich bekam eine Gänsehaut und Tränen stiegen mir in die Augen.

Nutzen auch Sie dieses Potenzial des Visualisierens, das jeder Sportler kennt und anwendet: Die Kraft der bildhaften Vorstellung kann zu erstaunlichen Ergebnissen führen. Was wir denken, hat eine Tendenz, sich zu verwirklichen – positiv wie negativ. Stellen Sie sich also das Erreichen Ihres

Zieles in allen Facetten vor. Visualisieren Sie, wie Sie kräftiger, schlanker, belastbarer – einfach fit sind. Spüren Sie die Freude, den Stolz und die Glücksgefühle, die sich einstellen werden, wenn Sie dieses neue Lebensgefühl erreicht haben. Tanzen Sie in Gedanken, rocken Sie, springen Sie, laufen und kämpfen Sie!

Die goldenen Regeln der Disziplin

Regelmäßigkeit, das zeigen Sportpsychologie und Trainingswissenschaften, verringert die Anlaufschwierigkeiten und senkt die Hemmschwellen. Wenn Sie regelmäßig trainieren, wird dieses Ritual nach etwa drei Monaten so selbstverständlich in Ihren Alltag integriert sein, dass Sie es gar nicht mehr missen möchten. Ihr Körper sehnt sich dann nach der gewohnten Bewegung.

Arbeiten Sie also täglich an sich – und wenn es mal gar nicht anders geht, dann machen Sie es wie ich: Gehen Sie den Trainingszirkel wenigstens einmal durch – 5 statt 15 Minuten sind besser, als die Routine zu unterbrechen! Bleiben Sie möglichst bei einer bestimmten Tageszeit – je nachdem, ob Sie ein Frühaufsteher oder eine Nachteule sind, wird Ihnen die eine oder andere Uhrzeit leichter fallen. Ideal wäre der frühe Morgen – das ist auch die Zeit, wo ich meine Übungen mache. Aber auch hier gilt: Besser nachts trainieren als gar nicht!

> »Tun Sie das, was Sie machen, an erster Stelle für sich selbst, und seien Sie stolz auf sich! Ihre eigene Wertschätzung ist wichtiger als tausend Lobsprüche anderer!«

Lob tut gut

Und noch ein persönlicher Tipp von mir. Halten Sie Ihre Trainingseinheiten schriftlich fest. Hängen Sie sich einen Wochenkalender an einer gut sichtbaren Stelle auf und belohnen Sie sich selbst, indem Sie nach jeder Trainingseinheit beispielsweise einen Smiley auf den entsprechenden Tag kleben. Was glauben Sie, wie stolz Sie auf sich selbst sein werden, wenn Sie das Kalenderblatt herumdrehen und von jedem Wochentag lacht Sie ein freundliches Gesicht an.

Feedback ist wichtig, um sich selbst immer wieder zu motivieren. Sie können natürlich auch einen Schrittzähler tragen oder sich eines der neuen Fitness-Armbänder zulegen, das Ihre Aktivitäten täglich aufzeichnet. Ich selbst werde dadurch sehr motiviert, meine Ziele wie ausreichend Schlaf oder 10 000 Schritte am Tag auch tatsächlich zu erreichen.

Achtung, fertig – los!

Auf den nächsten Seiten finden Sie für den Start einen Fitness-Test, der Ihnen zeigt, wo Sie beginnen sollten, sowie einige Erläuterungen.

Der Körper als Ihr Instrument

Ihr tägliches Muskeltraining hat das Ziel, Ihren Körper zu kräftigen, Fett abzubauen, Ihre Figur zu formen und natürlich Sie vital und leistungsfähig zu machen. Um das zu erreichen, muss das Training so gestaltet sein, dass Sie in beinahe jeder Lebenslage Ihre Übungen machen können – auch wenn Sie unterwegs sind, wenig Zeit oder zumindest einen unregelmäßigen Tagesablauf haben oder beruflich stark eingeschränkt sind. Das bedeutet, dass Sie dieses Programm unabhängig von Terminkalendern und Fitness-Studios macht. Wie kann das gehen?

Mein Trainingskonzept, das ich »The Circle of Balance« nenne (also einen ausgewogenen Übungszirkel), erfüllt diesen Anspruch, indem es ganz ohne Geräte auskommt. Mein Programm ist individuell anwendbar, es kostet kein Geld, ist zeitökonomisch und vor allem effizient.

Funktionell und alltagstauglich

Meine Übungen basieren auf dem Prinzip des Functional Training, das seine Wurzeln im Athletiktraining des Hochleistungssports hat. In den 1990er-Jahren begannen Profisportler, nach den Ideen des Physiotherapeuten Gary Gray zu trainieren. Bei seinem Konzept geht es darum, nicht einzelne Muskeln isoliert zu stärken, sondern sie in Übereinstimmung mit ihrer Körperfunktion arbeiten zu lassen. Das Training findet im freien Raum und nicht an ein Gerät fixiert statt.

Gray propagierte, dass es um mehr gehe, als um die Beugung und Streckung einzelner Muskeln. Er stellte die Bewegungsachsen in den Mittelpunkt und betrachtete die Muskelfunktion als kinetische Kettenreaktionen, als komplexes Zusammenspiel von sämtlichen an der Bewegung beteiligten Muskeln und Gelenken.

Simpel und doch komplex

Wie viele Muskeln und Sehnen bei selbst einfach erscheinenden Bewegungen beteiligt sind, zeigt anschaulich, was dieses ganzheitliche Training im freien Raum leisten kann. Nehmen wir eine simple Bewegung beim Gehen – und den Moment, wo der Fuß auf den Boden aufsetzt. Auf den ersten Blick ist nicht zu erkennen, dass hier nicht nur die Muskeln des Fußes arbeiten, sondern zum Beispiel auch die Gesäßmuskulatur. Gemeinsam mit der vorderen und hinteren Oberschenkelmuskulatur stabilisiert sie Fuß-, Knie- und Hüftgelenke. Das ist notwendig für eine kontrollierte Bewegung, sonst würde der Mensch dabei nach vorn fallen.

Die vordere Oberschenkelmuskulatur, die häufig als Kniestrecker arbeitet,

kontrahiert sich diesem Fall exzentrisch, um in diesem Fall seine Beugung zu verhindern. Die Aufgabe des hinteren Oberschenkelmuskels, sonst das Beugen des Knies, verändert sich beim Aufsetzen des Fußes: Er sorgt in diesem Fall dafür, dass Knie und Hüfte nicht abknicken.
Ist der Fuß aufgesetzt, wird die Streckung von Fuß-, Knie- und Hüftgelenk vorbereitet, und wieder kooperieren alle Muskelgruppen der unteren Extremitäten. Mal arbeiten sie alle exzentrisch, um eine Bewegung zu stabilisieren, dann wieder konzentrisch, um neue Bewegung zu erzeugen. Dieses Beispiel zeigt dabei nur einen winzigen Ausschnitt des Wunders des aufrechten Gangs, der die Geschichte der Menschheit so entscheidend beeinflusst hat.

Muskelketten frei im Raum

Wegen dieses komplexen Zusammenspiels und der vielen Funktionalitäten der Muskeln, schlussfolgerte der Physiotherapeut Gary Gray, mache es keinen Sinn, etwa die an der Beinstreckung beteiligten Muskeln am Fitnessgerät isoliert zu stärken. Denn im natürlichen Gangbild des Menschen gibt es keine einzige Bewegung, die vom isolierten Züchten eines Muskels wirklich profitiert. Im Gegenteil: Fußballspieler trainierten sich früher zwar riesige Laufmuskeln an, verloren aber dann den Zweikampf mit dem Gegner auf dem Rasen – nicht weil sie zu langsam waren, sondern weil sie kein gutes Gleichgewicht hatten. Das Zusammenspiel verschiedenster Strukturen des Körpers nämlich wird nur beim Functional Training gestärkt.

Populär wurde die Idee des Functional Training in Deutschland deshalb auch durch Jürgen Klinsmann, der 2006 zusammen mit amerikanischen Fitnessexperten die deutsche Fußball-Nationalmannschaft auf Erfolg trimmte. Als sein Team dabei fotografiert wurde, wie die Spieler Gewichte auf Zugschlitten über den Rasen ziehen mussten, wurden die ungewöhnlichen Methoden zunächst verlacht. Doch als er mit seinem Team unter die ersten Drei kam und der Fitness des deutschen Teams dabei eine entscheidende Rolle zugeschrieben wurde, änderte sich das. Inzwischen ist das Functional Training im Sport eine anerkannte und weitverbreitete Methode, und auch immer mehr Fitness-Studios bieten Training dazu an bzw. Übungsflächen.

Natürliche Bewegungsabläufe

Unser neues Trainingskonzept kräftigt den Körper als Ganzes und stärkt die natürlichen Bewegungsabläufe. Dabei arbeiten immer unterschied-

» **Das Training muss in beinahe jeder Lebenslage möglich sein – auch wenn Sie unterwegs sind, wenig Zeit und einen unregelmäßigen Tagesablauf haben.**«

lichste Muskeln fein dosiert zusammen, um die kinetische Energie von einem auf das nächste Körperteil zu übertragen – in Muskelketten von den Beinen über Hüfte, Po und Rumpf bis in den Schultergürtel und die Arme. Wenn nur eine einzige Muskelgruppe zu schwach ist oder die Koordination nicht passt, verpufft ein Großteil der aufgebauten Energie.

Beim Functional Training jedoch wachsen neben Kraft und Koordination auch Ausdauer, Schnelligkeit und Beweglichkeit sowie Körpergefühl und Haltung. Weil es Gelenke und Muskeln stabilisiert, verringert es außerdem die Verletzungsgefahr.

So wird Muskeltraining von einem sturen Stemmen von Gewichten zu einem ganzheitlichen Gesundheitstraining und auf diese Weise hoffentlich auch für Frauen interessant, die sich bisher noch selten und auf jeden Fall zu wenig für Krafttraining interessieren. Frauen sollten wissen, dass Functional Training in besonderer Weise auch ihr Bindegewebe stärkt.

Biegsam und reißfest

Jeder hat sie, aber kaum einer kennt sie: Faszien. Diese hautähnlichen Gebilde aus der Eiweißsubstanz Kollagen können biegsam wie Bambus und zugleich reißfest wie ein Zugseil sein. Sie umhüllen und stützen jedes Organ, jede Bandstruktur und jeden Muskel. Dabei bilden sie ein Bindegewebsnetzwerk, das unserem ganzen Körper Stabilität und Form, gleichzeitig aber auch Elastizität gibt.

Viele Jahre beschäftigten sich nur wenige Insider mit Faszien. Heute ist nachgewiesen, dass sie für die Leistungsfähigkeit eines Sportlers elementar sind und auch für Prävention und Rehabilitation eine wichtige Rolle spielen. Ein gut trainiertes und integriertes Faszinetz nämlich beeinflusst die Kraftentwicklung und -übertragung ebenso wie die Feinabstimmung einer Bewegung nachhaltig. Die Faszien garantieren die Belastbarkeit von Sehnen und Bändern, sie vermeiden schmerzhafte Reibereien in Hüftgelenken und Bandscheiben und schützen so die Muskulatur vor Verletzungen. Sie halten jugendlich und straff und bewahren vor der gefürchteten Altersteifigkeit. Im Fasziengewebe befinden sich außerdem Rezeptoren, die wichtige Informationen für Koordination und Stoffwechsel übertragen.

Wer seine Muskeln trainiert, arbeitet automatisch auch mit den Faszien. Einige Tricks helfen dabei zu mehr Nachhaltigkeit: So empfiehlt man heute wieder das Nachwippen bei bestimmten Übungen, das früher regelrecht verboten wurde. Inzwischen weiß man aber, dass es sich positiv auf die Faszien auswirkt. Weitere Hinweise finden Sie im Trainingskapitel (ab Seite 60).

Was passiert beim Training?

Trainingsreize bewirken Veränderungen im Körper. Das hatte als einer der Ersten der Anatom Wilhelm Roux (1850 – 1924) festgestellt, als er folgende Regel aufstellte: »Die stärkere Funktion ändert die qualitative Beschaffenheit der Organe, indem sie die spezifische Leistungsfähigkeit derselben erhöht.« Im Klartext bedeutet das, dass der Körper nach einem Trainingsreiz nicht nur die Folgen der Belastungen ausgleicht, sondern sein Leistungsniveau verbessert, also überkompensiert. Als würde unser Körper sich nach einer ungewohnten Belastung sagen: »Das war anstrengend, da muss ich für das nächste Mal besser vorsorgen.« Die Leistung steigt langsam.

> » Muskelraining verwandelt sich von einem sturen Stemmen von Gewichten zu einem ganzheitlichen Gesundheitstraining, das auch für Frauen interessant wird. «

Goldene Regeln für das Training

Aus dem bisher Gesagten leiten sich einige Grundsätze ab, die nicht nur für Profis wichtig sind, sondern auch für Sie hilfreich sein können:

- ✔ **Trainieren Sie regelmäßig.** Gewohnheiten erleichtern das Leben, weil wir nicht bei jedem Handgriff neu überlegen müssen – wir tun ihn einfach. Negative Gewohnheiten durch positive zu ersetzen ist nicht ganz einfach und dauert viele Wochen, sagen Verhaltensforscher. Doch die Regelmäßigkeit macht auch diesen Prozess Stück für Stück leichter. Ein spanisches Sprichwort bestätigt das: »Anfangs sind Gewohnheiten Spinnweben, später Drahtseile.«
- ✔ **Steigern Sie die Übungen kontinuierlich, aber langsam.** Beim Krafttraining sollten 30 Prozent der maximalen Anspannungsfähigkeit nicht unterschritten werden. Denn unterschwellige Reize bleiben wirkungslos, während zu starke Reize Strukturen zerstören können. Damit sich der Körper trotz Regelmäßigkeit nicht an die Beanspruchung gewöhnt und die Muskeln dadurch keine Impulse mehr erhalten, sollten Sie die Trainingsreize nicht nur variieren, sondern auch langsam steigern. Die Faustregel: Weder Dauer noch Umfang des Trainings sollten um mehr als 10 Prozent im Verhältnis zum vorigen Training gesteigert werden.
- ✔ **Seien Sie konzentriert.** Jede Bewegung ist effizienter, wenn Sie sich darauf konzentrieren und sie ganz bewusst ausüben.
- ✔ **Halten Sie Ruhephasen ein.** Spätestens nach drei Steigerungen sollte eine Phase der aktiven Erholung erfolgen. Der Körper braucht sie, um seine Kräfte wieder aufzubauen. Geben Sie dem Körper immer Gelegenheit, sich an die Belastungen anzupassen.
- ✔ **Haben Sie Geduld.** Wer sich zu viel auf einmal vornimmt, läuft Gefahr, sich zu überfordern und in der Folge die Lust zu verlieren.

Was Bewegung im Körper bewirkt

Kommandozentrale im Kopf

Ein präzise koordiniertes Zusammenspiel von Gehirn, Rückenmark und den über 650 Skelettmuskeln verleiht uns komplexe motorische Fähigkeiten. Gesteuert werden Bewegungen durch Motoneurone, spezialisierte Nervenzellen. Die spinalen Motoneurone im Rückenmark reizen über Zellfortsätze die Muskelfasern der Skelettmuskulatur – diese ziehen sich zusammen und sorgen so für deren Kontraktion. Das passiert etwa bei dem »Patellarsehnenreflex«, bei dem der Arzt durch einen leichter Schlag auf die Sehne unterhalb der Kniescheibe ein Zucken des Unterschenkels auslöst. Solche Reflexe geschehen schnell und unwillkürlich. Sie dienen dem Schutz des Körpers. Für gezielte Bewegungen ist das zentrale motorische System mit Teilen des Hirnstamms zuständig. Es sendet über Rückenmark und Motoneurone Signale an die Muskeln, die dort in Bewegungen umgesetzt werden. Sensoren melden dem Gehirn zurück, ob die Befehle vollzogen wurden.

Neurale Arbeitsteilung

In einem anderen Hirnareal, dem motorischen Kortex, findet sich der zweite Typ der Bewegungsnervenzellen, die oberen Motoneurone. Sie münden mit langen Ausläufern in das Rückenmark. Dort aktivieren sie die unteren Motoneurone. Die Zielbestimmung einer Bewegung – also etwa über das Vorziehen eines Armes oder den Schuss beim Fußball – findet in Regionen statt, die sich im präfrontalen Kortex befinden. Er ist für Planung und Bewertung zuständig. Motorkortex und Kleinhirn bestimmen, welche Muskeln in welcher Abfolge kontrahiert werden sollen. Mit der Ausführung werden dann wieder die Motoneuronen beauftragt. Die Feinabstimmung von Bewegung und Kraft ist ein besonders komplexer Vorgang.

Präzise Feinabstimmung

Das Schreiben mit der Hand ist eine diffizile Tätigkeit, die viele Abstimmungen nötig macht. Es löst im Gehirn andere Prozesse aus als das Schreiben auf einer Tastatur und eignet sich eher, die Lernleistung zu steigern. Wie gut die Feinmotorik eines Menschen ausgeprägt ist, hängt unter anderem von der Zahl der unteren Motoneurone im Rückenmark ab. Übung trainiert Bewegungsabläufe und prägt die Empfindlichkeit der Nervenzellen. Werden Nervenzellgruppen, die eigentlich für eine Bewegung reserviert waren, wenig genutzt, können sie für die Steuerung anderer Bewegungen verwendet werden. Diese Eigenschaft macht man sich in der Rehabilitation nach Hirnschäden zunutze.

Kontrolle im Kleinhirn

Im Kleinhirn werden geplante Bewegungen mit der aktuell stattfindenden verglichen und Korrekturen geplant. Ist das Kleinhirn geschädigt, schießen Bewegungen über oder verfehlen ihr Ziel. Die Basalganglien, eine Strukturebene im Gehirn, prüfen, ob Bewegungsabläufe beabsichtigt oder unerwünscht sind. Das Kleinhirn ist auch am motorischen Lernen beteiligt. Alkohol beeinträchtigt die Funktionen, deshalb führt er ab bestimmten Mengen zu Gleichgewichtsstörungen. Basalganglien und Thalamus sorgen dafür, dass die richtigen Bewegungsmuster an die Großhirnrinde weitergegeben werden. Bei der Parkinsonkrankheit bremsen sie zu viele Informationen ab, deshalb ist die Motorik gestört. Betroffene haben Schwierigkeiten, gezielte Bewegungen zum richtigen Zeitpunkt und im richtigen Umfang auszuführen.

Herz und Kreislauf

Regelmäßige Bewegung, vor allem Ausdauertraining (Laufen, Radfahren), sorgt dafür, dass der

Herzmuskel gestärkt wird und wächst. So muss das Herz weniger arbeiten und kann langsamer schlagen. Das Risiko für Herzkrankheiten nimmt ab. Gleichzeitig sinkt die Gefahr von Ablagerungen und Gerinseln, die Gefäße bleiben elastischer.

Knochen
Durch Bewegungsimpulse wird das Wachstum neuer Knochenzellen angeregt. Je dichter die Knochen, desto geringer ist also auch das Risiko von Knochenbrüchen oder Osteoporose.

Muskeln
Durch gezielte Trainingsreize wird Muskelmasse aufgebaut und die Kraft gesteigert.

Gelenke
Weil Muskeln das Gelenk stabilisieren und entlasten, beugt Bewegung auch Gelenkabnutzung vor. Außerdem werden Sehnen und Bänder gestärkt, die ebenfalls stützend auf das Skelettsystem wirken. Der Knorpel innerhalb der Gelenke wird durch den mechanischen Druck mit Nährstoffen versorgt.

Körperfett
Regelmäßige Bewegung ist gesundes Gewichtsmanagement. Der Grundumsatz des Körpers steigt mit der Muskelmasse, weil mehr Muskulatur auch in Ruhe mehr Energie verbraucht. Der Körper greift schneller auf die Fettreserven zurück.

Blutzucker
Regelmäßige Bewegung senkt den Blutzuckerspiegel. Muskeln brauchen Energie in Form von Glukose, also Zucker, oder freien Fettsäuren. Bei Trainierten werden die Zuckermoleküle schneller in die Muskeln transportiert.

Blutfette
Körperliches Training senkt den Gehalt bestimmter Fette im Blut. Die Zahl der Triglyzeride sinkt, ebenso wie die Menge des ungesunden LDL-Cholesterins. Hohe LDL- und Triglyzeridkonzentrationen im Blut gelten als Risiko einer Arterienverkalkung. Dagegen steigt das »gute« HDL-Cholesterin an, das die Gefäße schützt.

Blutdruck
Regelmäßige Bewegung lässt auf Dauer den Blutdruck sinken. Unter anderem werden die Gefäßwände elastischer und erweitern sich. Auch der trainierte Herzmuskel spielt dabei eine Rolle.

Psyche
Bewegung steigert das Selbstwertgefühl, hellt die Stimmung auf und macht ausgeglichener und resistenter gegen Stress. Studien zeigen, dass regelmäßiges Training bei depressiven Verstimmungen ähnlich gut helfen kann wie Medikamente. Es wirkt auch gegen chronische Müdigkeit.

Immunsystem
Bewegung, vor allem Training mittlerer Intensität, stärkt das Abwehrsystem. Überforderung kann es hingegen schwächen, weil sie aggressive freie Radikale produziert, die das Gewebe schädigen

Lunge
Weil der Körper bei sportlicher Aktivität mehr Sauerstoff braucht, muss die Lunge intensiver arbeiten. Auf Dauer passt sich das Atemorgan an: Über die Bronchien gelangt der Sauerstoff effektiver ins Blut, und die Lungenmuskulatur wird kräftiger.

Test: Wie fit bin ich?

30 bis 45 Minuten Zeit benötigen Sie für diesen Test. Danach wissen Sie, wo Ihre Schwachstellen sind und können das Einstiegslevel Ihres Trainings bestimmen.

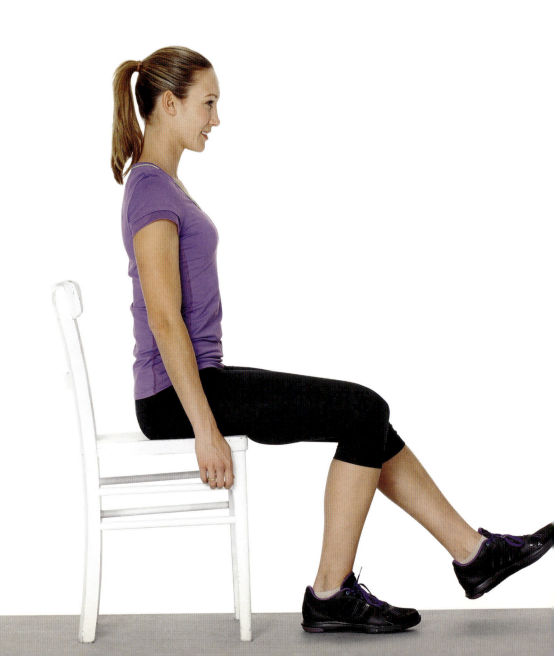

Check-Up Ihrer Muskelkraft

Wenn Sie ein individuelles und zeiteffizientes Training zusammenstellen wollen, müssen Sie zunächst wissen, wie kräftig Ihre Muskulatur momentan ist. Dieser Test hilft Ihnen, Ihr aktuelles Leistungslevel zu bestimmen. Wir konzentrieren uns dabei auf die wichtigsten funktionellen Muskelbereiche:

- die Rumpfmuskulatur (Core Stability), denn nur aus einem stabilen Rumpf (dem Zentrum des Bewegungsapparats) heraus können Arme und Beine optimal arbeiten;
- die Fortbewegungsmuskulatur (Beinmuskulatur), denn leider haben wir uns in der modernen Lebenswelt vom »Bewegungstier« zum »Bewegungsmuffel« gewandelt;
- die Haltungsmuskulatur (Arm-, Schulter- und obere Rumpfmuskulatur), denn Veränderungen in diesem Bereich führen zu gesundheitlichen Folgen, zum Beispiel Rückenschmerzen. Die Stärkung dieser Muskeln ist deshalb auch wichtig für die Prävention.

Vorsicht: Wenn Sie bei der Durchführung auch nur eines einzelnen Testbereichs Schmerzen verspüren, müssen Sie den Test abbrechen! In diesem Falle sollten Sie professionellen ärztlichen Rat einholen.

Was bringt der Test?

Sie erhalten ein individuelles Leistungsprofil, das Ihnen erlaubt,
- abzuschätzen, ob Ihre natürliche Muskelbalance bereits aus dem Gleichgewicht geraten ist;
- die für Sie am besten geeigneten Übungen zu Ihrem persönlichen Trainingsprogramm zusammenzustellen;
- Ihre natürliche Muskelbalance zurückzugewinnen. Dabei ist von besonderer Bedeutung, dass Sie Ihr Training kontrolliert und bewusst durchführen, denn als Ärztin weiß ich, wie wichtig die richtige Dosierung ist.

Wie kann ich Trainingserfolge erkennen?

Wichtig ist, dass Sie das Training regelmäßig durchführen. Wenn Sie dann den Test nach einem längeren Zeitraum wiederholen, werden sich Ihre Fortschritte auch in den Testergebnissen widerspiegeln.

Für alle Altersstufen

In den nachfolgenden Tabellen sind die Werte eingetragen, für die es wissenschaftliche Belege gibt. Das gilt bis zu einem Alter von 59 Jahren. Wenn Sie älter sind, richten Sie sich bitte nach diesen Werten. Sie können selbstverständlich auch dann noch die Übungen machen.

Dieser Test zeigt Ihnen das Level, auf dem Sie in das Training einsteigen sollten.
Die für Sie beste Kombination von Übungen finden Sie in den Trainingsplänen (ab Seite 58).

Test: Wie fit bin ich?

Rumpf

Wie kräftig ist meine Rumpfmuskulatur?

Wir testen zuerst das Zentrum unseres Bewegungsapparats: den Rumpf. Wenn dieser nicht ausreichend von Ihrer Muskulatur stabilisiert wird, können auch die Arme und Beine ihr Leistungspotenzial nicht voll ausschöpfen und die Wirbelsäule wird überlastet. Die Folge sind Rückenprobleme. Wiederholen Sie die Übungen so oft, wie Sie können, und zählen Sie mit.

1 Vordere Rumpfmuskulatur

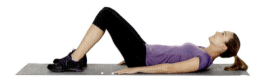

Ausgangsposition: Legen Sie sich auf den Boden und winkeln Sie die Beine ca. 90 Grad an. Die Arme liegen seitlich neben dem Körper, die Fingerspitzen berühren eine von zwei Markierungen (Klebeband), die im Abstand von 10 cm auf dem Boden fixiert sind.

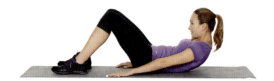

Endposition: Heben Sie nun Kopf und Schultern an und schieben Sie die Arme vor, bis die Fingerspitzen die zweite Linie erreichen. Die Lendenwirbelsäule soll dabei immer Kontakt mit dem Boden haben (kein Hohlkreuz bilden). Atmen Sie während der Bewegung aus. Führen Sie dann Kopf und Schultern wieder langsam zum Boden zurück. Dabei atmen Sie ein. Wiederholen.

2 Hintere Rumpfmuskulatur

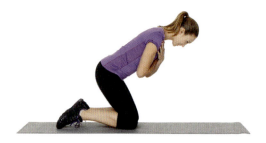

Ausgangsposition: Gehen Sie in den Kniestand und beugen Sie den Oberkörper 45 Grad zum Boden. Verschränken Sie dabei die Hände vor der Brust. Blickrichtung nach schräg unten.

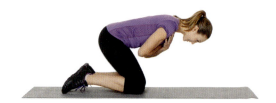

Endposition: Senken Sie aus der Ausgangsposition den Oberkörper bis zur Waagrechten und versuchen Sie, die Oberschenkel so ruhig wie möglich zu halten. Ausatmen. Wiederholen.

Die Auswertung

Test für die vordere Rumpfmuskulatur

Wie viele Wiederholungen schaffen Sie?	Frauen			Männer		
	Level 1	Level 2	Level 3	Level 1	Level 2	Level 3
20–29 Jahre	bis 25	26–34	über 34	bis 30	31–39	über 39
30–39 Jahre	bis 20	21–29	über 29	bis 25	26–34	über 34
40–49 Jahre	bis 15	16–24	über 24	bis 20	21–29	über 29
50–59 Jahre	bis 10	11–19	über 19	bis 15	16–24	über 24

Test für die hintere Rumpfmuskulatur

Wie viele Wiederholungen schaffen Sie?	Frauen			Männer		
	Level 1	Level 2	Level 3	Level 1	Level 2	Level 3
20–29 Jahre	bis 27	28–37	über 37	bis 37	38–47	über 47
30–39 Jahre	bis 24	25–33	über 33	bis 35	36–43	über 43
40–49 Jahre	bis 20	21–28	über 28	bis 32	33–38	über 38
50–59 Jahre	bis 16	17–23	über 23	bis 26	27–33	über 33

Test: Wie fit bin ich?

Beine

Wie kräftig ist meine Beinmuskulatur?

Die Leistungsfähigkeit der Beine hat große Bedeutung für unsere Stabilität, denn sie müssen den Rumpf tragen und fortbewegen. Beide Tests werden jeweils mit dem linken und dann mit dem rechten Bein durchgeführt. Wiederholen Sie sie so oft, wie Sie Kraft haben. Rechnen Sie dann beide Ergebnisse zusammen und teilen Sie diese durch zwei.

1 Vordere Beinmuskulatur

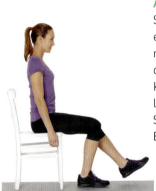

Ausgangsposition: Setzen Sie sich auf einen Stuhl, der einen rechten Winkel der Beine (90 Grad Kniebeugung) erlaubt. Dann heben Sie ein Bein vom Boden ab.

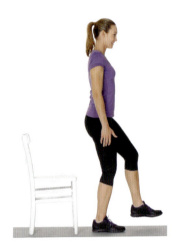

Endposition: Stehen Sie langsam und kontrolliert aus der Ausgangsposition mit dem Standbein auf, bis das Knie gestreckt ist – ohne sich dabei abzustützen. Setzen Sie sich und wiederholen Sie die Übung.

2 Hintere Bein- und Gesäßmuskulatur

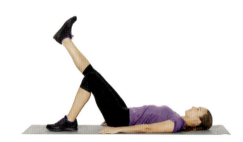

Ausgangsposition: Legen Sie sich auf den Rücken. Ein Bein ist im Kniegelenk gebeugt, das andere nach oben gestreckt, den Fuß angewinkelt. Die Oberschenkel sind parallel zueinander. Die Arme liegen neben dem Körper.

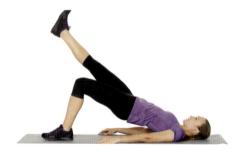

Endposition: Heben Sie das Becken, bis Rumpf, Ober- und Unterschenkel des gestreckten Beines eine gerade Linie bilden. Nach etwa 1 Sekunde bewegen Sie sich zurück in die Ausgangsposition. Wiederholen.

Die Auswertung

Test für die vordere Beinmuskulatur

Wie viele Wiederholungen schaffen Sie?						
	Frauen			Männer		
	Level 1	Level 2	Level 3	Level 1	Level 2	Level 3
20–29 Jahre	bis 8	9–18	über 18	bis 11	12–18	über 18
30–39 Jahre	bis 7	8–13	über 13	bis 9	10–16	über 16
40–49 Jahre	bis 6	7–11	über 11	bis 7	8–13	über 13
50–59 Jahre	bis 4	5–9	über 9	bis 4	5–10	über 10

Test für die hintere Bein- und Gesäßmuskulatur

Wie viele Wiederholungen schaffen Sie?						
	Frauen			Männer		
	Level 1	Level 2	Level 3	Level 1	Level 2	Level 3
20–29 Jahre	bis 21	22–29	über 29	bis 28	29–36	über 36
30–39 Jahre	bis 17	18–25	über 25	bis 24	25–32	über 32
40–49 Jahre	bis 13	14–23	über 23	bis 17	18–27	über 27
50–59 Jahre	bis 8	9–18	über 18	bis 13	14–24	über 24

Test: Wie fit bin ich?

Arme/Schulter

Wie kräftig sind meine Arme und Schultern?

Häufiges Sitzen beeinträchtigt die Leistungsfähigkeit der Armmuskulatur. Sie verkümmert. Wenn sie die Schultermuskulatur und den oberen Rumpf (Brustwirbelsäule) nicht genügend stabilisiert, kommt es zu Verspannungen, die sich über das Rückgrat bis zur Lendenwirbelsäule fortsetzen und dort sogar zu Bandscheibenschäden führen können.

1 Armrückseite/Schultermuskulatur und obere Rumpfrückseite

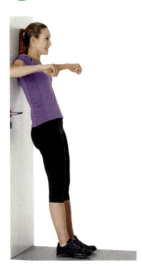

Ausgangsposition: Stellen Sie sich rücklings mit etwa eineinhalb Fußlängen Abstand vor eine Tür und lehnen Sie sich mit Kopf und Schultern zurück. Rumpf und Beine bilden eine Linie. Die Arme sind auf Schulterhöhe angewinkelt und berühren mit den Ellbogen die Tür.

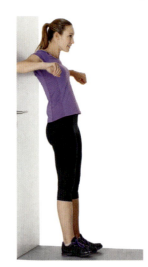

Endposition: Halten Sie Rumpf und Beine gerade und drücken Sie mit beiden Ellbogen die Brustwirbelsäule von der Tür weg. Atmen Sie dabei langsam aus. Halten Sie diese Position 1 bis 2 Sekunden, gehen Sie dann zurück in die Ausgangssposition. Wiederholen.

2 Armvorderseite/Schultermuskulatur und obere Rumpfvorderseite

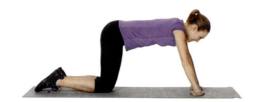

Ausgangsposition: Gehen Sie in den halben Liegestütz (extremes Hohlkreuz oder Rundrücken vermeiden). Der Blick geht vor die Hände, die in Kopfhöhe am Boden aufgesetzt sind, die Handflächen sind zueinander gedreht.

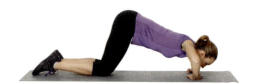

Endposition: Beugen Sie die Ellbogen nach außen und senken Sie den Oberkörper. Ruhig ausatmen. Nach 1 bis 2 Sekunden bewegen Sie sich zurück in die Ausgangsposition. Wiederholen.

Die Basis schaffen

Die Auswertung

Test für die Armrückseite/Schultermuskulatur

Wie viele Wiederholungen schaffen Sie?						
	Frauen			Männer		
	Level 1	Level 2	Level 3	Level 1	Level 2	Level 3
20 – 29 Jahre	bis 12	13 – 18	über 18	bis 18	19 – 23	über 23
30 – 39 Jahre	bis 10	11 – 16	über 16	bis 17	18 – 22	über 22
40 – 49 Jahre	bis 8	9 – 14	über 14	bis 13	14 – 18	über 18
50 – 59 Jahre	bis 5	6 – 10	über 10	bis 9	10 – 14	über 14

Test für die Armvorderseite/Schultermuskulatur

Wie viele Wiederholungen schaffen Sie?						
	Frauen			Männer		
	Level 1	Level 2	Level 3	Level 1	Level 2	Level 3
20 – 29 Jahre	bis 20	21 – 28	über 28	bis 28	29 – 35	über 35
30 – 39 Jahre	bis 19	20 – 26	über 26	bis 27	28 – 33	über 33
40 – 49 Jahre	bis 15	16 – 20	über 20	bis 15	16 – 22	über 22
50 – 59 Jahre	bis 8	9 – 16	über 16	bis 10	11 – 18	über 18

Test: Wie fit bin ich?

Was bedeutet das Ergebnis für Sie?

Die Ergebnisse der einzelnen Test-Übungen zeigen Ihnen, in welchen Muskelbereichen Ihre Stärken und Ihre Schwächen liegen. Um Ihr aktuelles Leistungsprofil zu erstellen, tragen Sie nun die jeweiligen Ergebnisse der Einzeltests (Seite 50 bis 55) als Kreuzchen in Ihre persönliche Leistungstabelle ein. Verbinden Sie dann die Punkte – ein Beispiel finden Sie auf der Seite 57, den Raum für Ihre persönlichen Werte darunter.

Wie sind die Ergebnisse zu werten?

Level 1: Wenn mehr als drei Punkte der Kurve im roten Feld liegen, ist Ihre Muskulatur unterdurchschnittlich kräftig und sollte dringend trainiert werden. Sonst müssen Sie über kurz oder lang mit Gelenkverschleiß und Rückenschmerzen rechnen. Ihre Entscheidung, jetzt etwas für Ihren Körper zu tun, ist genau richtig!

Level 2: Wenn mehr als drei Punkte im gelben Mittelfeld liegen, deutet das auf eine gute Grund-Fitness entsprechend Ihrem Alter und Ihrem Geschlecht hin. Darauf können Sie stolz sein. Jetzt können Sie daran arbeiten, Schwachstellen zu optimieren, bevor Sie sich auf den grünen Bereich zubewegen.

Level 3: Sind mehr als drei Punkt im grünen Bereich kann ich Ihnen nur gratulieren: Sie sind überdurchschnittlich trainiert und fit! Sie sollten daran arbeiten, dieses hervorragende Ergebnis zu halten und vielleicht sogar noch zu verbessern.

Wie kombiniere ich die Übungen?

Die Übungen auf den folgenden Seiten sprechen jeweils bestimmte Muskelgruppen schwerpunktmäßig an, nämlich Arme, Bauch, Beine, Rücken, und Po. Es gibt außerdem einen speziellen Abschnitt zu den sehr komplexen Liegestütz-Übungen, die so gut wie alle Muskelketten und -schlingen aktivieren sowie Dehnempfehlungen. Für jeder Muskelgruppe gibt es zwischen sieben und neun Übungen, damit Sie den Trainingsreiz variieren können. Wechseln Sie die Übungen am besten jede Woche. Wie viele Sie pro Muskelgruppe machen sollten und wie lange, entnehmen Sie bitte den Trainingsplänen auf den folgenden Seiten.

Wichtig: Trainieren Sie stets auf dem Level, auf dem Sie Ihre bisher schwächste Leistung erbracht haben. Schließlich wollen Sie ein ausgewogenes Verhältnis der einzelnen Muskelgruppen erreichen. Vermeiden Sie, nur Ihre Stärken zu trainieren und Ihre Schwächen zu übergehen. Das erzeugt Dysbalancen. Genau das wäre falsch.

Die Basis schaffen

Ein Beispiel für ein Leistungsprofil:

	Rumpf		Beine		Arme/Schulter	
	Rumpf 1	Rumpf 2	Beine 1	Beine 2	Arme 1	Arme 2
Level 1			•	•		
Level 2	•				•	
Level 3		•				•

Ihr persönliches Leistungsprofil:

	Rumpf		Beine		Arme/Schulter	
	Rumpf 1	Rumpf 2	Beine 1	Beine 2	Arme 1	Arme 2
Level 1						
Level 2						
Level 3						

Nach sechs bis acht Wochen sollten Sie den Eingangstest wiederholen und ein neues, aktuelles Leistungsprofil erstellen (Vorlage Seite 164 f.). Wenn Sie keine Verbesserung feststellen, brauchen Sie einfach noch etwas mehr Zeit und steigern sich später. Nicht lockerlassen!

Ihr Trainingsplan

Ordnen Sie sich einer der folgenden Gruppen zu, um entsprechend Ihren Bedürfnissen Ihre Muskelkraft zu stärken und fit zu werden.

1 Einsteiger

Wenn Sie
- noch keine körperlichen Beschwerden oder Verletzungen haben,
- bisher noch wenig Sport getrieben oder trainiert haben,
- trotzdem unkompliziert zu Hause etwas für Ihre Fitness tun wollen,

dann können Sie mit diesem Programm Ihr Herz-Kreislauf-System und Muskeln und Skelett stärken. Ihr Wohlbefinden wird steigen und Ihr körperliches und seelisches Gleichgewicht wird wachsen.

Zeitraum Wochen	Dehnungs-übungen	Übungen (Beine & Po)	Übungen Rumpf (Bauch & Rücken)	Übungen (Arme & Liegestütze)	Zirkel pro Training	Zeit pro Übung	Pause zwischen Übungen
1.–4.	6-mal	2-mal	3-mal	1-mal	1-mal	20 Sek.	40 Sek.
5.–8.	3-mal	2-mal	3-mal	1-mal	2-mal	30 Sek.	30 Sek.
9.–12.	3-mal	2-mal	2-mal	2-mal	2-mal	30 Sek.	30 Sek.

2 Vielsitzer oder Vielsteher (Jobausgleich)

Wenn Sie
- typische Vielsitzer sind (Haltungsprobleme wie Rundrücken),
- oder einen anderen Beruf mit stereotypen Bewegungsmustern ausüben (Fließband, Friseur, Kellner u. Ä.),
- keinen oder wenig Sport machen,

dann können Sie neben der Verbesserung Ihres Herz-Kreislauf-Systems die Mobilität von Wirbelsäule und Gelenken verbessern, die Brustwirbelsäule muskulär unterstützen und aufrichten und Haltungsschäden auflösen bzw. verbessern.

Zeitraum Wochen	Dehnungs-übungen	Übungen (Beine & Po)	Übungen Rumpf (Bauch & Rücken)	Übungen (Arme & Liegestütze)	Zirkel pro Training	Zeit pro Übung	Pause zwischen Übungen
1.–3.	6-mal	2-mal	3-mal*	1-mal	1-mal	30 Sek.	30 Sek.
4.–6.	4-mal	2-mal	3-mal*	2-mal	1-mal	30 Sek.	30 Sek.
7.–9.	3-mal	2-mal	3-mal*	1-mal	2-mal	20 Sek.	30 Sek.

(*) Übungen für Rückenmuskulatur bevorzugen

Mein Trainingsplan

3 Freizeitsportler

Wenn Sie
- sportlich in ein oder zwei Sportarten schon seit Längerem aktiv sind,
- aber keinen muskulären Ausgleich haben (zum Beispiel kommen bei Radfahrern oder Fußballern Oberkörper, Schultern und Arme zu kurz)
- Sie Ihre Leistungsfähigkeit weiter steigern wollen,

dann können Sie Ihre »Core Stability«, die Stabilität des Rumpfes, und damit aller damit verbundenen Extremitäten mit diesen Übungen verbessern.

Zeitraum Wochen	Dehnungs- übungen	Übungen (Beine & Po)	Übungen Rumpf (Bauch & Rücken)	Übungen (Arme & Liegestütze)	Zirkel pro Training	Zeit pro Übung	Pause zwischen Übungen
1.–4.	6-mal	2-mal	4-mal	2-mal	1-mal	30 Sek.	30 Sek.
5.–8.	4-mal	2-mal	4-mal	2-mal	1-mal	30 Sek.	20 Sek.
9.–12.	2-mal	1-mal	6-mal	1-mal	2-mal	30 Sek.	15 Sek.

4 Aktive Senioren

Wenn Sie
- über 60 und aktiv sind,
- sich aber steif fühlen oder andere kleinere Probleme in der Alltagsbeweglichkeit haben,
- die ersten Abnutzungserscheinungen sich bemerkbar machen.

dann können Sie nicht nur – alters- und situationsgerecht – Ihr Herz-Kreislauf-System anregen, sondern wieder beweglich werden, neue Leistungsfähigkeit gewinnen und widerstandsfähiger gegenüber Belastungen werden.

Zeitraum Wochen	Dehnungs- übungen	Übungen (Beine & Po)	Übungen Rumpf (Bauch & Rücken)	Übungen (Arme & Liegestütze)	Zirkel pro Training	Zeit pro Übung	Pause zwischen Übungen
1.–3.	6-mal	2-mal	2-mal	2-mal	1-mal	20 Sek.	30 Sek.
4.–6.	4-mal	2-mal	3-mal	2-mal	1-mal	30 Sek.	30 Sek.
7.–9.	4-mal	2-mal	2-mal	2-mal	2-mal	20 Sek.	30 Sek.

Hierauf sollten Sie achten:

Langsame und kontrollierte Bewegungsführung in moderatem Tempo, ausreichend Sauerstoff und normale Raumtemperatur. Sportler sollten Übungen auswählen, die in ihrer Sportart selten vorkommen. Wer unsicher ist, ob er die Übungen richtig ausführt, sollte anfangs mit einer zweiten Person trainieren oder vor einem Spiegel.

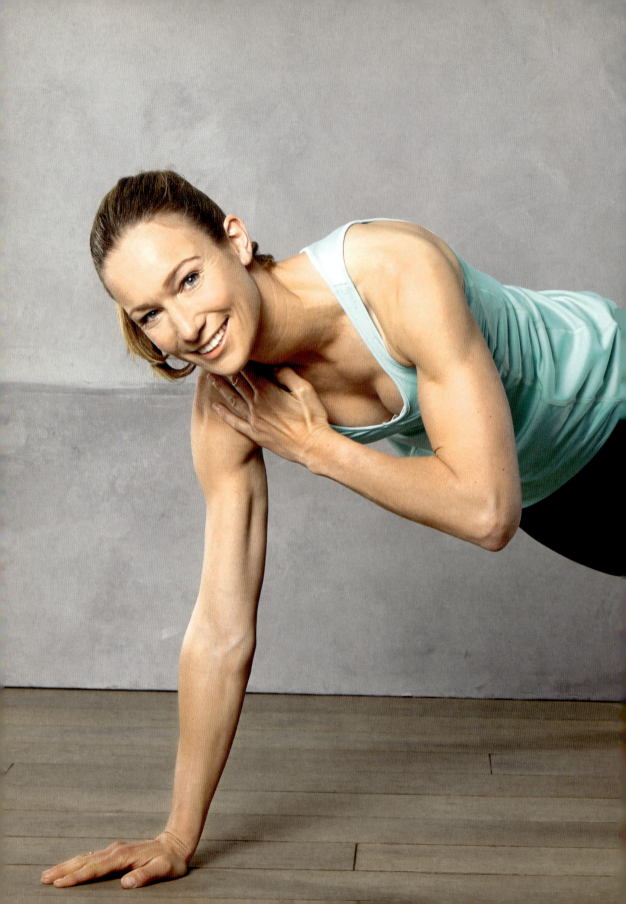

Mein Trainingsprogramm

Täglich nur 15 Minuten reichen aus, um Muskelschwächen zu beheben und den Körper in Balance zu bringen. Das beugt Fehlhaltungen und Abnutzung vor. Sie fühlen sich fit und ausgeglichen. Aus diesen 50 besten Übungen für Arme, Bauch, Beine, Rücken und Po können Sie sich Ihr individuelles Trainingsprogramm zusammenstellen.

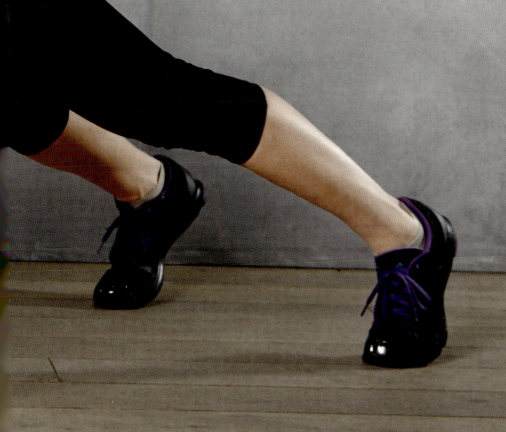

Das Trainingsprogramm

Das Erfolgsrezept des Theiss-Trainings

Dieses Fitness-Programm zeichnet sich durch Einfachheit und klare Linien aus. Das hilft Ihnen, am Ball zu bleiben. Sie brauchen keine besonderen Hilfsmittel und nur 15 Minuten – die einzige Voraussetzung für Erfolg ist, dass Sie die Übungen täglich durchführen.

Dieses Programm basiert auf meiner langjährigen Erfahrung als Sportlerin – und auf meinem Ziel, auch nach dem Ende meiner aktiven Zeit leistungsfähig, beweglich und fit zu bleiben. Die wissenschaftliche Unterstützung lieferte Helmut Hoffmann, einer der besten deutschen Trainings- und Rehabilitationsexperten.

Was ist das Besondere am Theiss-Training?

- Es kostet Sie nur 15 Minuten täglich.
- Sie brauchen keine besonderen Hilfsmittel.
- Sie können dieses Training überall durchführen: zu Hause, im Büro, auf Reisen.
- Das Training basiert auf der Stärkung der funktionalen Muskelketten und nicht – wie die Mehrzahl der bekannten Übungsprogramme – auf dem Krafttraining einzelner Muskeln.
- Die einzelnen Übungen sind kurz und präzise beschrieben und einfach durchzuführen.
- Die Zahl der Wiederholungen ist klar vorgeschrieben: Jeder Zirkel umfasst zwei Dehn- und sechs Muskelgruppen-Übungen.
- Die Übungszeiten und Pausen sind ebenfalls vorgegeben.
- Die Reihenfolge ist festgelegt – den Startpunkt bestimmen Sie.
- Ein Fitness-Test zeigt Ihnen, auf welchem von drei Übungslevels (wenig, mittel und gut trainiert) Sie mit einzelnen Muskelgruppen stehen.
- Ziel sind keine muskulären Kraftpakete, sondern ist eine ausgewogene Balance der Körperkräfte.
- Das Training dient dem Aufbau der Muskelketten, dem Ausgleich und der Prävention von muskulären Schwächen und daraus resultierenden Folgeschäden (Fehlhaltungen, Rückenschmerzen, Gelenkverschleiß, Verletzungen).
- Die Übungen sind gleichzeitig ein moderates Ausdauertraining und wirken sich positiv auf Herz und Kreislauf aus.

→ Grundprinzip

Wie sieht Ihr täglicher Übungsablauf aus?

Sie beginnen mit **zwei Dehnübungen**, die Sie jede Woche variieren sollten. Auch, wenn es Ihnen schwerfällt: Wählen Sie vor allem solche Übungen, die Ihnen vielleicht am wenigsten Spaß machen, weil Sie gerade in diesen Körperzonen steif und unbeweglich geworden sind. Der Erfolg wird Sie dafür belohnen. Die Dehnübungen finden Sie ab Seite 122.

Mit Hilfe des **Fitness-Tests** (siehe Seite 48–57) haben Sie Ihr aktuelles Übungslevel ermittelt. Trainieren Sie stets auf derselben Stufe, auch wenn Sie bei manchen Muskelgruppen schon weiter kämen. Denken Sie immer daran: Es geht nicht um Stärke, sondern um Funktionalität: Alle Muskelketten und -schlingen sollen dasselbe Kraftniveau erreichen – das ist notwendig, damit sie optimal zusammenarbeiten können.

Wenn Sie Ihr Übungslevel ermittelt haben, können Sie sich einer bestimmten **Trainingsgruppe** zuordnen, nämlich den:
- Jüngeren Einsteigern
- Vielsitzern oder Vielstehern (Jobausgleich)
- Sportlichen (Muskelausgleich)
- Aktiven Senioren (Prävention von Verschleiß und Abbau)

Auf den Seiten 58 und 59 finden Sie Trainingspläne für diese Gruppen mit Angaben über Kombinationen und Zahl der Übungen.

Feste Stationen mit Variationen: Zirkeltraining

Das Training ist als Zirkel angelegt: Sie trainieren hintereinander in fester Reihenfolge fünf Bereiche: Arme, Bauch, Beine, Rücken und Po. Dazwischengeschaltet sind Liegestütz-Übungen als komplexes Ganzkörper-Training. Zu jedem der Bereiche finden Sie **Übungen auf den drei Levels**: Die »Grundübung« ist mittelschwer und entspricht Level 2, »Leichter« entspricht Level 1 und »Schwerer« Level 3. Trainieren Sie **den gesamten Zirkel immer auf demselben Level** (wenn es nur zwei Varianten gibt, auf dem leichteren). Innerhalb Ihres Levels können Sie die **Übungen variieren**, um immer neue Trainingsreize zu setzen. Sollten Sie nach Ablauf Ihres Übungsprogramms noch Zeit haben, können Sie zum Abschluss nochmals zwei Dehnübungen machen.

Wichtige Hinweise

Achten Sie darauf, jede Übung kontrolliert auszuführen. Atmen Sie ruhig aus (Anspannung) und ein (Entspannung). Zählen Sie dabei die Sekunden: 21, 22 usw. In diesem ruhigen Tempo ausgeführt, sind die Übungen effektiver, als wenn Sie in rascher Folge durch die Bewegungen hetzen.

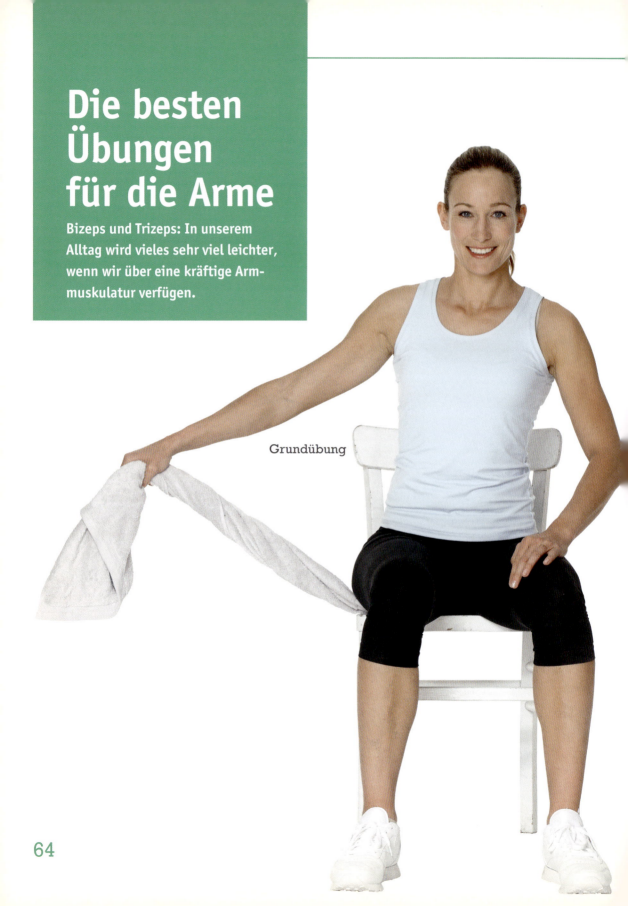

Die besten Übungen für die Arme

Bizeps und Trizeps: In unserem Alltag wird vieles sehr viel leichter, wenn wir über eine kräftige Armmuskulatur verfügen.

Grundübung

Arme

Isometrisches seitliches Armheben

▶ So geht's

Setzen Sie sich aufrecht auf einen Stuhl, das Ende eines Handtuchs unter Ihrem Po. Fassen Sie das Handtuch so, dass der gestreckte, seitlich angehobene Arm einen Winkel von etwa 45 Grad bildet. Jetzt ziehen Sie am Handtuch nach außen-oben und halten die Spannung der Muskulatur Ihres Schulter-Arm-Komplexes, ohne dabei den Kopf zu bewegen.
Darauf kommt es an: Die Spannung 7 bis 10 Sekunden halten und dann den Arm wieder gestreckt zu Boden führen. Vermeiden Sie ein zu starkes Hohlkreuz sowie eine seitliche Neigung des Rumpfes!

▶ Übungsvarianten

leichter

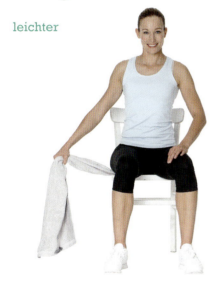

schwerer

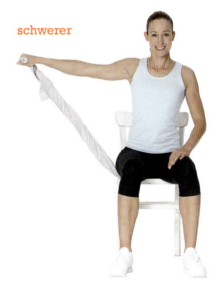

Leichter: Sie ziehen den Arm lediglich um ca. 20 bis 25 Grad nach außen-oben.

Schwerer: Wenn Sie versuchen, den Arm bis zur Horizontalen, also bis auf Schulterhöhe anzuheben, werden Sie sehr viel mehr Kraft einsetzen müssen.

Diese Übung ist gut für …

… die Stärkung von Schulter und Armen. Als isometrische Übung vermeidet sie Belastungen des Schultergelenks.

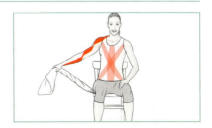

65

Armübung Seitlage

▶ **So geht's**

Legen Sie sich in Seitlage auf einen glatten Boden (Fliesen, Parkett etc.). Der obere Arm liegt gestreckt am Körper. Umfassen Sie ein Handtuch und stützen Sie sich mit gestreckten Ellenbogen vom Boden ab. Jetzt den Rumpf so weit anheben, bis Rumpf und Beine eine gerade Linie bilden.

Darauf kommt es an: Um mit dem Handtuch auf der glatten Unterlage nicht wegzurutschen, müssen Sie intensiv an Ihrer Muskelspannung arbeiten. Rumpf und Beine sollten so wenig wie möglich nach vorn oder hinten rotieren.

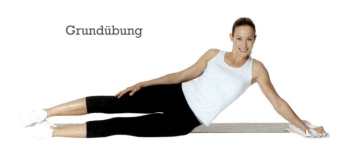
Grundübung

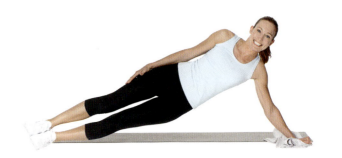

▶ **Übungsvariante**

Schwerer: Sie strecken den oberen Arm vertikal in die Höhe und setzen die Hand des Stützarms weiter von der Schulter entfernt auf dem Boden auf.

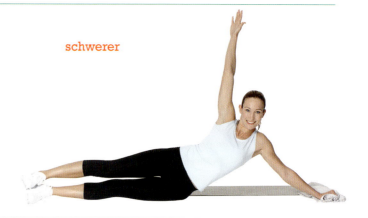
schwerer

Diese Übung ist gut für ...

... die Stabilisierung von Arm und Schulter sowie der geraden und schrägen Muskelketten des Rumpfes.

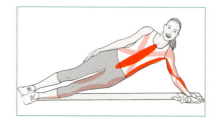

Armübung Trizeps

➤ So geht's

Stützen Sie sich mit beiden Händen und mit gestreckten Armen an der vorderen Sitzfläche eines Stuhles ab. Nur die Fersen stehen auf dem Boden auf, die Fußspitzen zeigen Richtung Schienbein, die Kniegelenke und das Becken bleiben möglichst gestreckt. Jetzt lassen Sie langsam und kontrolliert den Rumpf zu Boden sinken.
Darauf kommt es an: Halten Sie die Kniegelenke so weit wie möglich gestreckt und den Rumpf stabil aufrecht. Sie sollen nur in der Hüfte »einknicken«.

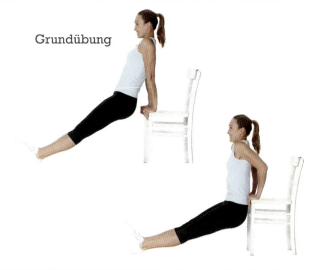

Grundübung

➤ Übungsvarianten

Leichter: Setzen Sie die Füße mit den Fußsohlen und näher am Stuhl auf den Boden auf. Die Kniegelenke sind ca. 90 Grad gebeugt. Jetzt lassen Sie langsam und kontrolliert den Rumpf zu Boden sinken.

Schwerer: Stellen Sie noch einen Stuhl im Abstand einer Beinlänge auf, und legen Sie die Fersen auf die Sitzfläche des gegenüberliegenden Stuhles. Arme und Kniegelenke bleiben so weit wie möglich gestreckt, wenn Sie mit dem Rumpf Richtung Boden sinken.

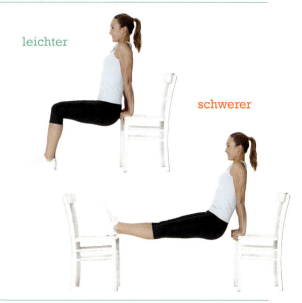

leichter

schwerer

Diese Übung ist gut für …

… das Training der Armmuskeln, ohne dabei die Wirbelsäule zu belasten.

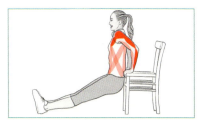

Das Trainingsprogramm

Vertikale Dips

➤ So geht's

Stellen Sie sich zwischen zwei Stühle, die Sie in etwas mehr als hüftbreitem Abstand platzieren. Umfassen Sie jede Lehne mittig, die Daumen zeigen nach innen. Ein Bein in leichter Schrittstellung so weit beugen, dass die Ellenbogen gestreckt bleiben und die Schultern Ihr Gewicht tragen können. Das andere Bein wird abgewinkelt. Jetzt lassen Sie Ihren Körper langsam und kontrolliert in der Vertikalen nach unten sinken. Das Standbein kann dabei so viel Gewicht übernehmen, dass die Arme das Gewicht des Körpers sicher und kontrolliert nach unten stabilisieren.

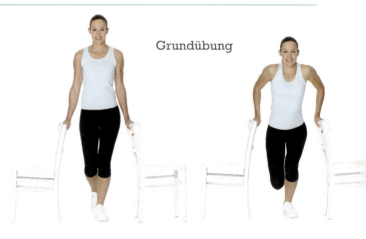

Grundübung

Darauf kommt es an: Halten Sie den Oberkörper aufrecht.

➤ Übungsvarianten

Leichter: Beide Beine werden – um das Gewicht zu reduzieren – in leichter Schrittstellung auf dem Boden aufgesetzt.

Schwerer: Beide Beine werden angewinkelt. Dadurch muss das Gewicht des Körpers allein über die Arme gehalten und stabilisiert werden.

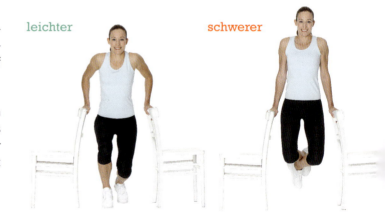

leichter   schwerer

Diese Übung ist gut für …

… die Stärkung von Armen und Schultermuskeln sowie der schrägen Brustmuskeln bei gleichzeitiger Schonung der Wirbelsäule.

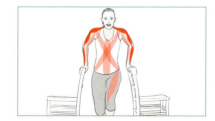

Armziehen über Kopf

▶ So geht's

Setzen Sie sich aufrecht auf einen Stuhl, ohne sich anzulehnen. Greifen Sie mit beiden Händen ein Handtuch und halten Sie es hinter dem Kopf. Jetzt ziehen Sie das Handtuch so fest wie möglich auseinander. Diese isometrische Spannung sollten Sie etwa 7 bis 10 Sekunden halten. Die Blickrichtung bleibt nach vorn gerichtet, ohne dass der Kopf nach vorn oder hinten »geschoben« wird.

Darauf kommt es an: Während der Anspannungsphase sollte ein zu starkes Hohlkreuz oder ein Rundrücken vermieden werden.

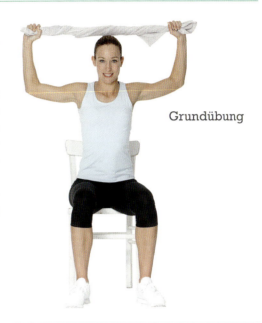

Grundübung

▶ Übungsvarianten

Leichter: Fassen Sie das Handtuch in Nackenhöhe hinter dem Kopf. Die Ellenbogen sind dabei etwas mehr nach hinten gerichtet.

Schwerer: Das Handtuch wird kürzer gefasst und so weit wie möglich über dem Kopf gehalten. Die Ellenbogen bleiben dabei nahezu gestreckt.

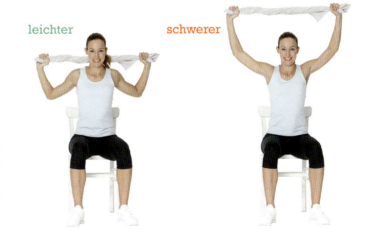

leichter — schwerer

Diese Übung ist gut für ...

... das Training von Armen, Schultermuskeln und schrägen Rumpfmuskeln.

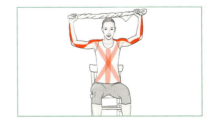

Das Trainingsprogramm

Statisches Armbeugen

➤ So geht's

Setzen Sie sich aufrecht auf einen Stuhl, ohne sich anzulehnen. Das Bein der zu trainierenden Armseite wird nach vorn mit der gesamten Fußsohle aufgesetzt, das andere Bein wird nach hinten mit der Fußspitze aufgesetzt. Der rechte Arm wird etwa 90 Grad gebeugt. Die linke Hand umfasst den rechten Unterarm am Handgelenk. Beugen Sie den rechten Arm gegen den Widerstand des linken Armes, ohne dass der Winkel des rechten Armes geändert wird (isometrisches Training).
Darauf kommt es an: Achten Sie während der Anspannungsphase darauf, dass Sie nicht ins Hohlkreuz oder in einen Rundrücken fallen. Blicken Sie nach vorn, ohne den Kopf nach vorn oder hinten zu schieben.

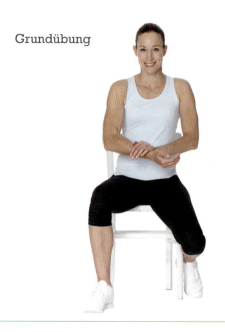

Grundübung

➤ Übungsvarianten

Leichter: Die rechte Hand im Ellenbogen wird nur etwa 60 Grad (und nicht 90 Grad, wie im mittleren Level) gebeugt.

Schwerer: Der rechte Arm wird etwa 120 Grad gebeugt. Hier muss die linke Hand von unten das rechte Handgelenk fixieren und Widerstandkraft gegen die rechte Armbeugung entwickeln.

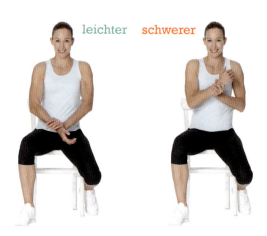

leichter   schwerer

Diese Übung ist gut für ...

... Bizeps und Armstreckerkette.

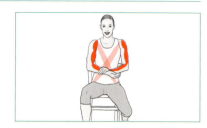

Arme

Armrudern aus Hanglage

➤ So geht's

Legen Sie sich mit angewinkelten Kniegelenken mit parallel aufgesetzten Füßen unter einen Tisch und halten Sie sich mit beiden Händen an der Tischkante fest. Die Hüfte ist gestreckt, der Blick geht nach oben Richtung Decke. Jetzt ziehen Sie sich mit angewinkelten Armen nach oben zur Tischplatte. Die Ellenbogen bleiben dabei nahe am Rumpf.

Darauf kommt es an: Der Kopf sollte so wenig wie möglich nach vorn oder hinten geschoben werden. Versuchen Sie während der Bewegungsausführung die Hüfte gestreckt zu halten und ein zu starkes Hohlkreuz zu vermeiden.

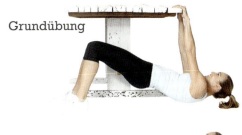
Grundübung

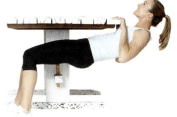

➤ Übungsvarianten

Leichter: Der Rumpf-Hüfte-Oberschenkel-Komplex wird lediglich bis in die waagrechte Position angehoben; die Arme werden nicht weiter angezogen. Die Füße sind dabei näher am Po aufgestellt.

Schwerer: Beide Kniegelenke werden gestreckt und die Füße mit den Fersen auf den Boden aufgesetzt. Dann gestreckt so weit es geht nach oben ziehen.

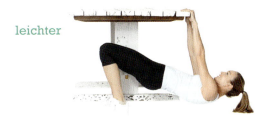
leichter

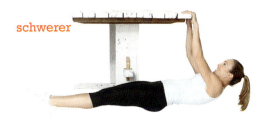
schwerer

Diese Übung ist gut für …

… vor allem die kurzen Muskeln zwischen den Schulterblättern, die, bei Schwäche, für viele Fehlhaltungen und in der Folge für Probleme mit der Lendenwirbelsäule verantwortlich sind.

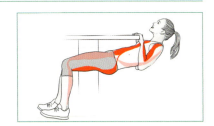

Die besten Übungen für den Bauch

Kraft für die Körpermitte: Die Bauchmuskulatur ist besonders wichtig für eine aufrechte Körperhaltung. Ist sie stark, schützt sie vor Rückenleiden.

Rumpfrotation aus Rückenlage

➤ So geht's

Legen Sie sich in Rückenlage, mit beiden Armen gestreckt zur Seite mit den Handflächen zum Boden. Jetzt heben Sie beide Beine so, dass die Kniegelenke zu 90 Grad gebeugt sind. Rotieren Sie langsam und kontrolliert beide Beine synchron und parallel seitlich nach rechts bzw. links – bis Sie jeweils Bodenkontakt haben.

Darauf kommt es an: Achten Sie darauf, dass beide Arme, Kopf, Nacken und die Schulterblätter Kontakt zum Boden behalten. Die Rotation soll aus der Lendenwirbelsäule kommen.

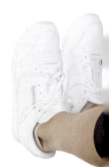

Ausgangsstellung

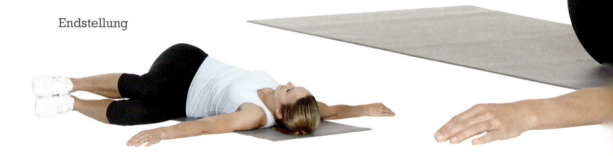

Endstellung

Bauch

▶ Übungsvarianten

Leichter: Winkeln Sie die Beine deutlich weiter in Richtung Rumpf an (ca. 45 Grad), die Kniegelenke sind also maximal gebeugt.

leichter

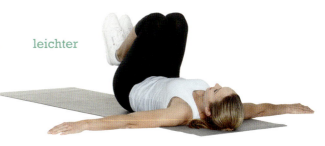

Schwerer: Beide Beine bleiben bei der Durchführung dieser Variante durchgestreckt.

schwerer

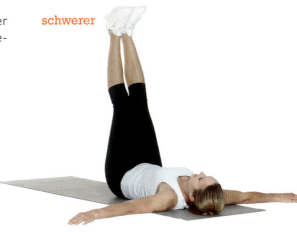

Diese Übung ist gut für ...

... die Rumpfrotatoren der Lendenwirbelsäule. Sie kompensiert Fehlhaltungen beim Sitzen.

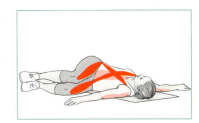

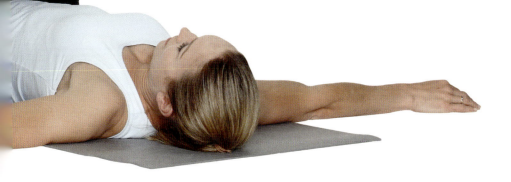

73

Das Trainingsprogramm

Rumpfseitneigung aus Seitlage

➤ So geht's

Legen Sie sich seitlich auf den Boden und stützen Sie sich mit gestrecktem Ellenbogen ab. Die Hand des anderen Armes umfasst die Taille. Mit den Beinen liegen Sie bis zur Hüfte auf dem Boden, das obere Bein liegt parallel auf dem unteren. Heben Sie den Rumpf an und stabilisieren ihn für 2 bis 3 Sekunden. Gehen Sie langsam und kontrolliert zurück in die Ausgangsstellung.
Darauf kommt es an: Stützen Sie sich nicht auch mit dem zweiten Fuß ab. Rumpf und Beine sollen in einer geraden Linie gestreckt sein.

Grundübung

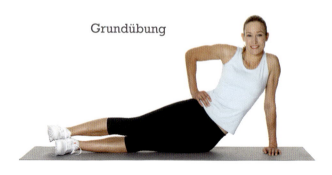

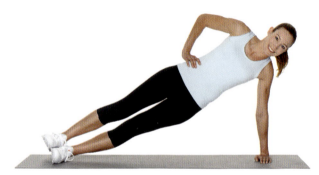

➤ Übungsvariante

Schwerer: Legen Sie beim Durchführen der Übung Ihren oberen Arm gestreckt am Körper an.

schwerer

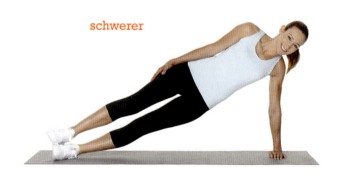

Diese Übung ist gut für …

… das Training der seitlich-geraden Rumpfmuskeln, sie sorgt für Stabilität.

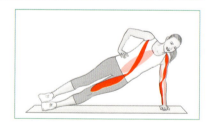

Bauch

Rumpfrotation aus Seitstütz

➤ So geht's

Gehen Sie in den Seitstütz: Dabei wird der Unterarm auf den Boden gelegt, die Beine sind gestreckt und bilden mit dem aufgerichteten Rumpf eine gerade Linie. Der obere Arm wird in der Schulter horizontal noch vorn geführt, der Ellenbogen ist 90 Grad gebeugt. Jetzt wird der obere Arm so weit nach außen-hinten rotiert, dass sich die Schulter nach hinten dreht.
Darauf kommt es an: Der Rumpf soll während der Bewegung stabil bleiben. Der Blick folgt der Bewegung des Arms.

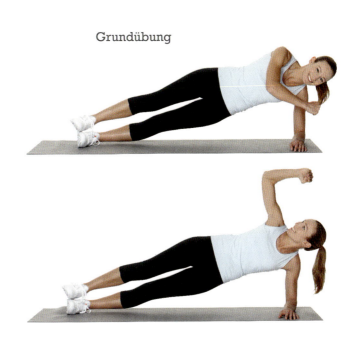

Grundübung

➤ Übungsvariante

Schwerer: Der obere Arm ist im Ellenbogen gestreckt.

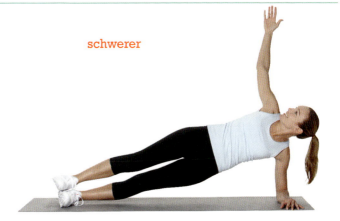

schwerer

Diese Übung ist gut für ...

... die schrägen und geraden Muskeln, die die Lendenwirbelsäule stabilisieren, sowie die Rumpfrotatoren der Brust.

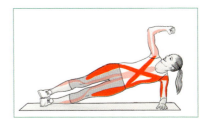

Das Trainingsprogramm

Bauch-Crunches aus Rückenlage

➤ So geht's

Gehen Sie in Rückenlage: Winkeln Sie beide Beine ca. 90 Grad an. Beide Fußspitzen werden Richtung Schienbeine hochgezogen, beide Arme seitlich auf den Boden aufgelegt, der Kopf ist leicht angehoben, die Fingerspitzen berühren die Schläfen. Jetzt führen Sie den Kopf und den Schulter-Arm-Gürtel nach vorn-oben und dann wieder langsam und kontrolliert zurück.

Darauf kommt es an: Rumpf und Schulterblätter bleiben während der Bewegungsausführung nah am Boden. Während des Aufrichtens langsam ausatmen, während der Rückbewegung wieder einatmen.

Grundübung

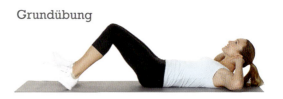

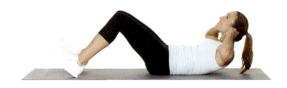

➤ Übungsvarianten

Leichter: Die Arme liegen während der Bewegungsausführung seitlich neben dem Rumpf auf dem Boden auf.

leichter

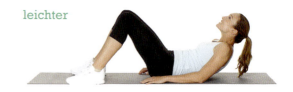

Schwerer: Strecken Sie während der Bewegungsausführung beide Arme nach oben über dem Kopf.

schwerer

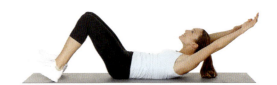

Diese Übung ist gut für ...

... die gerade Rückenmuskulatur. Sie stärkt den Bauch ohne Fehlbelastungen des Rückens.

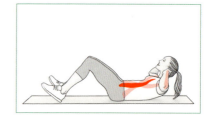

Rumpfrotation aus Seitlage (Brustwirbelsäule)

▶ So geht's

Aus der Rückenlage drehen Sie beide Beine seitlich und legen sie mit gebeugter Hüfte und Kniegelenken auf den Boden auf. Der Kopf ist leicht angehoben, mit den Fingerspitzen fassen Sie seitlich an die Schläfen. Beide Schulterblätter liegen auf, der Blick ist nach vorn-oben gerichtet. Jetzt führen Sie den Kopf inklusive Schulter-Arm-Komplex kontrolliert nach vorn-oben und dann wieder kontrolliert zu Boden.
Darauf kommt es an: Der Rumpf bleibt ab den Schulterblättern liegen. Atmen Sie bei der Vorwärtsbewegung aus, und während der Rückbewegung ein.

Grundübung

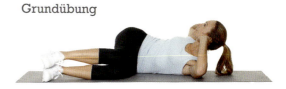

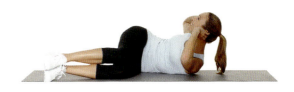

▶ Übungsvarianten

Leichter: Beide Hände werden mit nahezu gestreckten Ellenbogen auf der oberen Hüfte aufgelegt.

leichter

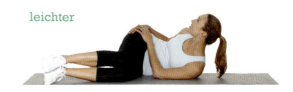

Schwerer: Beide Arme werden während der Bewegungsausführung gestreckt über dem Kopf gehalten, möglichst stabil.

schwerer

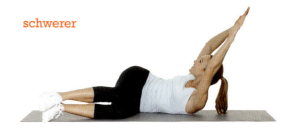

Diese Übung ist gut für ...

... die schräge Rückenmuskulatur.

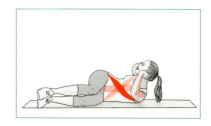

Das Trainingsprogramm

Liegestütz mit Hüftrotation

➤ So geht's

Gehen Sie in Liegestütz-Position: Rumpf und Hüfte sind gestreckt, das Kniegelenk ist leicht gebeugt. Beide Arme sind schulterbreit auf dem Boden aufgesetzt, die Ellenbogen nach außen gedreht. Beide Stützarme bleiben gestreckt. Jetzt winkeln Sie ein Bein an und führen es seitlich nach außen hoch. Dabei bleiben der Rumpf sowie das verbleibende Stützbein gestreckt und in einer Linie.
Darauf kommt es an: Vermeiden Sie ein zu starkes Hohlkreuz sowie einen Rundrücken.

Grundübung

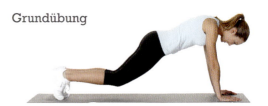

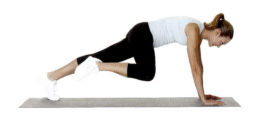

➤ Übungsvarianten

Leichter: Machen Sie die Übung aus dem Unterarmstütz.

leichter

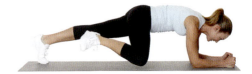

Schwerer: Versuchen Sie, Hüfte und Kniegelenk maximal zu beugen und die Knie so weit wie möglich Richtung Rumpf anzuwinkeln.

schwerer

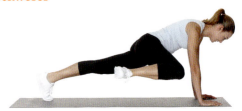

Diese Übung ist gut für …

… die Außenrotatoren der Hüfte.

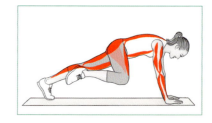

> Bauch

Hüftbeugen aus Liegestütz

➤ So geht's

Gehen Sie mit gestreckten Armen in die Liegestütz-Position. Stellen Sie die Füße mit den Zehenspitzen auf ein Handtuch. Der Bodenbelag sollte glatt sein (Fliesen oder Parkett). Jetzt werden beide Beine synchron und parallel in der Hüfte angewinkelt und die Füße in Richtung der Hände gezogen.

Darauf kommt es an: Um die Position auf dem glatten Untergrund zu halten, müssen Sie kontrolliert die Spannung halten!

Grundübung

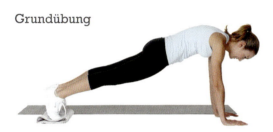 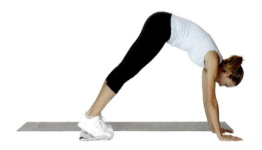

➤ Übungsvarianten

Leichter: Sie können die Knie und die Hüfte etwas anwinkeln.

Schwerer: Die Hüfte wird etwa 90 Grad gebeugt und die Kniegelenke sind gestreckt – dadurch verkürzt sich die Distanz zwischen Händen und Füßen.

leichter

schwerer

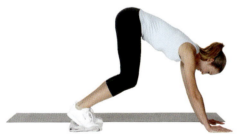 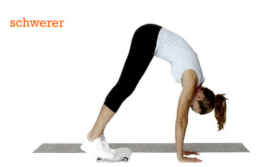

Diese Übung ist gut für …

… die Kopplung der geraden vorderen Muskulatur von Beinen und Rumpf.

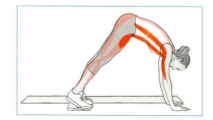

Das Trainingsprogramm

Beckenheben aus Rückenlage

▶ So geht's

Legen Sie sich mit dem Rücken auf den Boden. Beide Arme liegen seitlich gestreckt neben dem Rumpf auf dem Boden mit den Handflächen nach unten. Rumpf und Oberschenkel bilden etwa einen 75-Grad-Winkel. Beide Kniegelenke sind ca. 90 Grad gebeugt. Jetzt werden die Beine inklusive Beckengürtel langsam und kontrolliert so weit wie möglich vertikal nach oben angehoben.
Darauf kommt es an: Sie sollten ruckartige Bewegungen vermeiden.

Grundübung

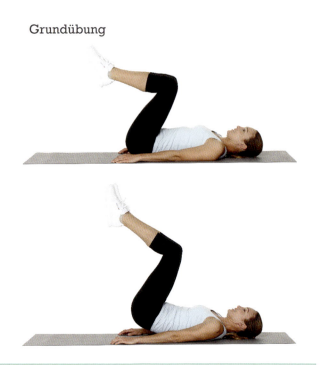

▶ Übungsvariante

Schwerer: Strecken Sie die Beine in einem 90-Grad-Winkel nach oben.

schwerer

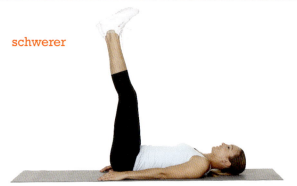

Diese Übung ist gut für ...

... die Stärkung der tiefen Bauchmuskulatur. Sie reicht bis in die Arme.

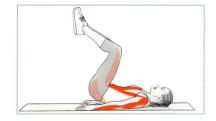

> Bauch

Gegengleiches Rumpfdrehen aus Rückenlage

➤ So geht's

Legen Sie sich mit dem Rücken auf dem Boden. Winkeln Sie ein Bein ca. 90 Grad an, das andere Bein halten Sie gestreckt wenige Zentimeter über dem Boden. Mit den Handspitzen berühren Sie Ihren Hinterkopf, die Ellenbogen sind am Boden seitlich nach außen gedreht. Jetzt heben Sie den Kopf-Schulter-Arm-Komplex an und führen den Ellenbogen möglichst nahe zum entgegengesetzen Kniegelenk. Seite wechseln.
Darauf kommt es an: Der Unterschenkel des gebeugten Beines bleibt während der Bewegung waagrecht.

Grundübung

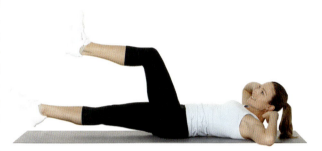

➤ Übungsvarianten

Leichter: Das Bein bzw. Knie wird nur zu etwa 45 Grad angewinkelt und bereits Richtung Rumpf angezogen; das gestreckte Bein bleibt am Boden liegen.

leichter

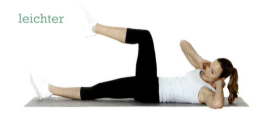

Schwerer: Das Bein bzw. Knie wird schräg nach vorn angewinkelt.

schwerer

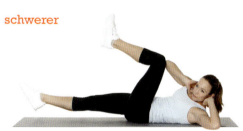

Diese Übung ist gut für …

… die schräge vordere Rumpfmuskulatur in Kombination mit der vorderen Beinmuskulatur bei gleichzeitiger Schonung der Wirbelsäule.

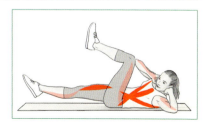

Die besten Übungen für die Beine

Straff und schlank: Die Muskulatur der Beine braucht ein gezieltes Training, weil wir sie häufig durch zu langes Sitzen zu wenig fordern.

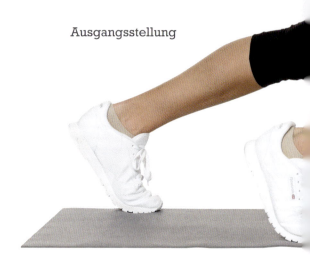

Ausgangsstellung

Wechselsprünge aus dem Liegestütz

▶ So geht's

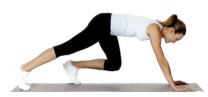

Endstellung

Gehen Sie in eine Art Liegestütz-Position. Die Arme sind schulterbreit auseinander und gestreckt, die Handflächen zeigen nach vorn. Ein Bein ist angewinkelt, das andere gestreckt und mit dem Rumpf etwa in einer Linie. Jetzt abwechselnd ein Bein strecken und das andere anwinkeln.
Darauf kommt es an: Rumpf und Kopf möglichst ruhig halten.

Diese Übung ist gut für …

… das Training von Hüftbeugern und -streckern bei gleichzeitiger Stabilisierung des Rumpfes.

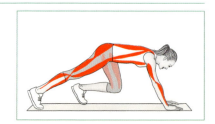

Beine

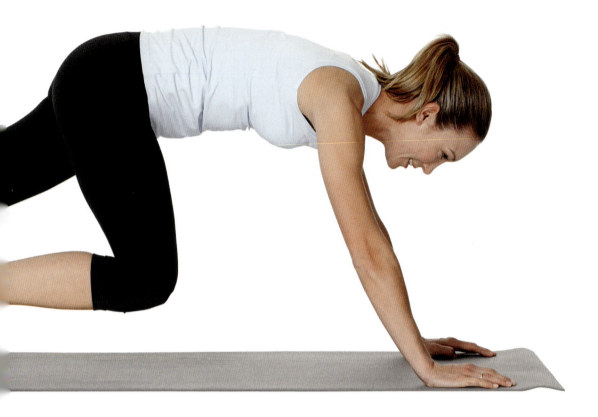

▶ Übungsvarianten

Leichter: Nehmen Sie einen Stuhl zu Hilfe und stützen Sie sich während der Übung darauf ab.

leichter

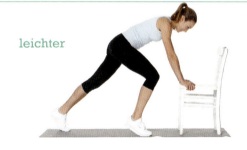

Schwerer: Ein Bein wird jeweils so weit angewinkelt, dass der Fuß nahe der Hand positioniert wird.

schwerer

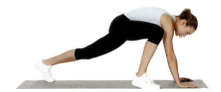

Das Trainingsprogramm

Vordere Streckerkette aus Rückenlage

➤ So geht's

Legen Sie sich auf den Rücken. Die Arme liegen seitlich gestreckt neben dem Rumpf. Die Beine sind zu ca. 90 Grad angewinkelt, ein Fuß steht auf dem Boden, der andere ist leicht angehoben. Zwischen den Knieen fixieren Sie ein eingerolltes Handtuch. Die Hüfte ist gestreckt, sodass Rumpf und Oberschenkel eine gerade Linie bilden. Jetzt heben Sie das Becken an und drücken das Handtuch mit den Knien zusammen.
Darauf kommt es an: Achten Sie darauf, dass Sie kein zu starkes (unphysiologisches) Hohlkreuz und keinen zu starken (unphysiologischen) Rundrücken bilden.

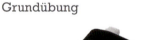

Grundübung

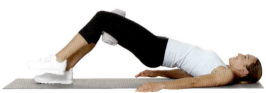

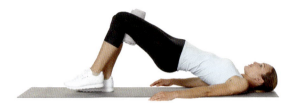

➤ Übungsvarianten

Leichter: Beide Füße sind so weit in Richtung Rumpf auf den Boden aufgesetzt, dass die Unterschenkel fast senkrecht stehen.

leichter

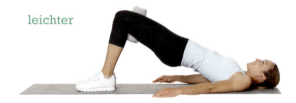

Schwerer: Ein Bein bleibt während der Übung angehoben und gestreckt. Ebenso die Hüfte. Rumpf und Oberschenkel des Standbeines ergeben eine gerade Linie.

schwerer

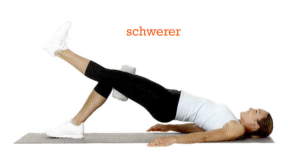

Diese Übung ist gut für …

… das Training der Streckermuskulatur des gesamten Körpers.

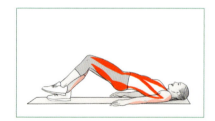

Beine

Spreizen aus Seitlage

➤ So geht's

Legen Sie sich in Seitlage auf den Boden. Mit der Hand des bodennahen Armes fixieren Sie den Kopf. Die Hand des oberen Armes liegt vor dem Rumpf auf dem Boden. Beide Beine liegen parallel aufeinander. Jetzt wird das obere Bein mit zum Schienbein hin angzogener Fußspitze kontrolliert in die Höhe gespreizt und dann langsam in die Ausgangsstellung geführt.

Darauf kommt es an: Lassen Sie die Hüfte nicht nach vorn oder hinten abkippen. Vermeiden Sie ein zu starkes Hohlkreuz und ebenso einen Rundrücken.

Grundübung

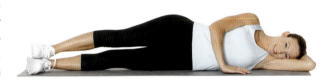

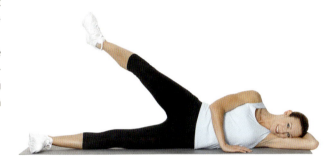

➤ Übungsvariante

Schwerer: Versuchen Sie, das obere Bein so weit wie möglich noch oben anzuheben.

schwerer

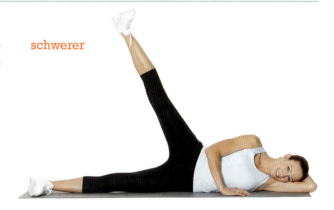

Diese Übung ist gut für ...

... das Training der äußeren Beinmuskulatur in Zusammenarbeit mit der schrägen Rumpfmuskulatur bei gleichzeitiger Schonung der Wirbelsäule.

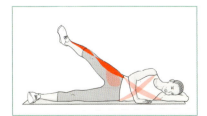

85

Das Trainingsprogramm

Kniestrecken aus dem Sitz

▶ So geht's

Setzen Sie sich auf einen Stuhl, ohne sich mit dem Rücken anzulehnen. Mit den Händen können Sie sich seitlich am Stuhl festhalten. Beugen Sie beide Beine parallel im Kniegelenk (90 Grad). Die Füße stehen nur mit den Fersen auf dem Boden, die Zehenspitzen sind angehoben. Jetzt langsam und kontrolliert die Knie strecken. Dann die Beine wieder in die Ausgangsstellung zurückführen (empfohlenes Bewegungstempo: 1 bis 2 Sekunden).

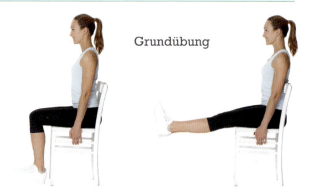

Grundübung

Darauf kommt es an: Stützen Sie sich nicht mit dem Rücken an der Stuhllehne ab, sondern versuchen Sie, den Rumpf aufgerichtet zu stabilisieren.

▶ Übungsvarianten

Leichter: Die Beine werden nur bis zu einer Kniebeugung von etwa 45 Grad ausgestreckt.

Schwerer: Fixieren Sie ein Zusatzgewicht zwischen Ihren Sprunggelenken (z. B. eine gefüllte Wasserflasche).

leichter   schwerer

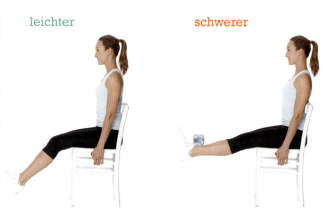

Diese Übung ist gut für ...

... die Kräftigung des Kniestrecker-Muskels.

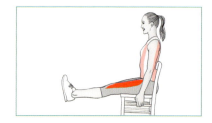

Beine

Flieger aus dem Einbeinstand

➤ So geht's

Stellen Sie sich aufrecht auf ein Bein, beide Arme sind angewinkelt, die Daumen zeigen nach oben. Winkeln Sie ein Bein bis in Hüfthöhe an. Jetzt wird dieses Schwungbein langsam und kontrolliert nach hinten geführt (aus der Hüftbeugung im Stand wird eine Hüftstreckung). Stützen Sie sich zur Sicherheit auf dem Oberschenkel des Standbeines ab. Und dann zurück in die Ausgangsstellung.

Darauf kommt es an: Der Blick ist während der Bewegung schräg nach vorn unten gerichtet. Das Kniegelenk wird hinten etwa 45 Grad angewinkelt.

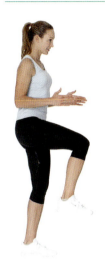
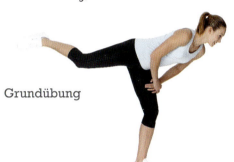

Grundübung

➤ Übungsvarianten

Leichter: Das Schwungbein wird im Knie bis 90 Grad angewinkelt. Mit beiden Armen dürfen Sie sich auf dem Standbein abstützen.

Schwerer: Das Schwungbein wird im Kniegelenk maximal gestreckt, beide Arme werden maximal nach vorn gestreckt.

leichter

schwerer

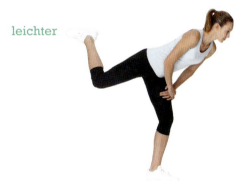
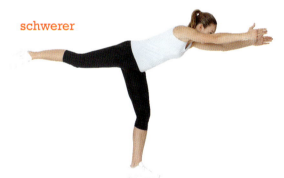

Diese Übung ist gut für …

… die Stärkung aller körperstabilisierenden Muskeln.

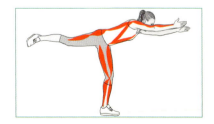

87

Das Trainingsprogramm

Beidbeinige Streckspünge

➤ So geht's

Bringen Sie sich mit parallel aufgesetzten Beinen in eine Hockstellung. Beide Arme hängen herab. Der Rumpf ist nach vorn gebeugt, beide Schulterblätter sind nach innen geneigt. Jetzt versuchen Sie, aus dieser Stellung so hoch wie möglich zu springen und den Körper dabei zu strecken.

Darauf kommt es an: Der Körper sollte in der Luft komplett gestreckt sein, die Arme werden so weit wie möglich nach oben bewegt. Auch die Beine bleiben gestreckt.

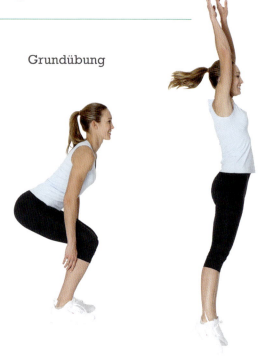

Grundübung

➤ Übungsvariante

Schwerer: Gehen Sie mit der Hockstellung etwas tiefer. Beide Kniegelenke sind jetzt soweit gebeugt, dass der Oberschenkel etwa in Höhe der Horizontalen stabilisiert wird.

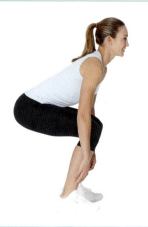

schwerer

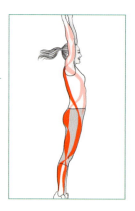

Diese Übung ist gut für ...

... die Stärkung der Streckerkette der Beine, ohne dabei den Rumpf allzu stark zu belasten.

Beine

Schritt-Squads aus dem Kniestand

➤ So geht's

Gehen Sie in den Kniestand und setzen Sie ein Bein mit etwa 90 Grad Beugung vor sich auf. Das hintere Bein liegt mit Unterschenkel und Fußrist auf dem Boden. Die Hände liegen an der Hüfte. Jetzt heben Sie langsam und kontrolliert den Körper so weit an, dass das Kniegelenk des hinteren Beines etwa 5 bis 10 cm vom Boden abhebt. Dann kontrolliert das Knie wieder zurück zum Boden führen.

Darauf kommt es an: Vermeiden Sie ein zu starkes Hohlkreuz oder einen Rundrücken. Der Blick bleibt immer nach vorn gerichtet.

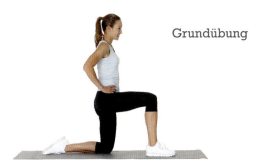
Grundübung

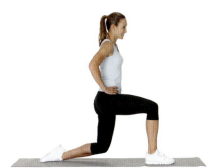

➤ Übungsvarianten

Leichter: Das vordere (gebeugte) Bein wird mit der Ferse näher zum Knie des hinteren Beines positioniert.

Schwerer: Das vordere (gebeugte) Bein wird weit nach vorn gestreckt auf den Boden aufgesetzt (etwa 45 Grad gebeugt).

leichter
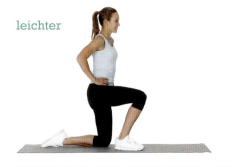

schwerer
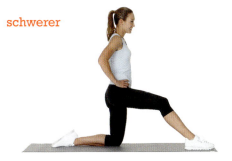

Diese Übung ist gut für ...

... das Zusammenspiel der vorderen und hinteren Beinmuskulatur.

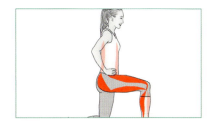

Das Trainingsprogramm

Dynamische **Abfahrtshocke**

➤ So geht's

Gehen Sie in Hockstellung. Die Füße stehen parallel, die Kniegelenke werden gebeugt, sodass die Oberschenkel etwa in der Waagrechten sind. Die Hände werden vor dem Körper unter dem Kinn zusammengeführt, die Ellenbogen sind auf den Oberschenkeln abgestützt.

Strecken Sie kontrolliert die Kniegelenke, bis sie nahezu gestreckt sind. Gehen Sie ebenso kontrolliert wieder zurück in die Ausgangsstellung. **Darauf kommt es an:** Kippen Sie das Becken so weit, dass im Bereich der Lendenwirbelsäule ein physiologisches Hohlkreuz stabil ist.

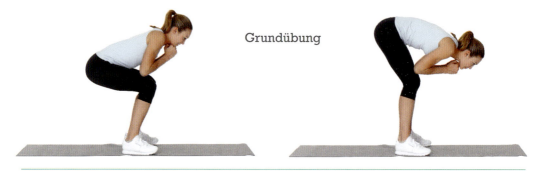

Grundübung

➤ Übungsvarianten

Leichter: Die Hände werden auf den Oberschenkeln platziert und unterstützen die Beinmuskulatur beim Aufrichten.

Schwerer: Die Kniegelenke sind weiter gebeugt (etwa 90 Grad), die Arme werden gestreckt nach vorn in die Horizontale geführt.

leichter   schwerer

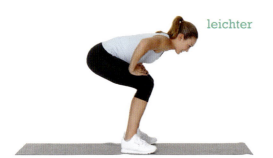 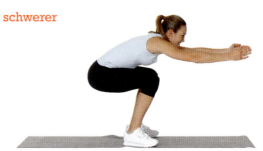

Diese Übung ist gut für …

… die Zusammenarbeit von Vorder- und Rückseite der Oberschenkelmuskulatur.

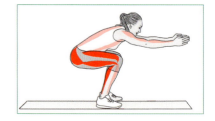

→ Beine

Tür-Squads im Stand

➤ So geht's

Stellen Sie sich mit dem Rücken an eine Tür (gute Haftreibung), Beine etwa hüftbreit und eineinhalb Fußlängen von der Tür. Der Rücken hat vom Becken bis zu den Schulterblättern Kontakt mit der Tür. Die Arme sind seitlich neben dem Rumpf. Jetzt wird der Körper kontrolliert nach unten und dann wieder in die Ausgangsstellung bewegt. **Darauf kommt es an:** Führen Sie Ihren Rumpf soweit nach unten, dass die Kniegelenke etwa 90 Grad gebeugt sind.

Grundübung

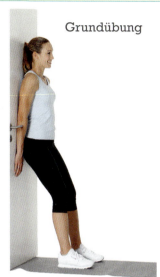
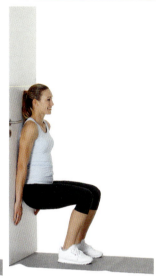

➤ Übungsvariante

Leichter: Beugen Sie die Beine nur so weit, dass Sie Ihre Fußspitzen über den Kniescheiben gerade noch erkennen können.

Schwerer: Sie stabilisieren den Stand lediglich mit einem Bein, während das andere Bein gestreckt in der Horizontalen gehalten wird.

leichter   schwerer

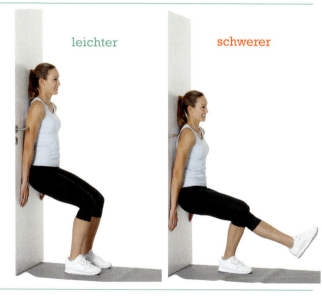

Diese Übung ist gut für ...

... die verbesserte Koordination von Vorder- und Rückseite der Beinmuskulatur. Sie ist intensiv, schützt aber durch das Abstützen gleichzeitig die Wirbelsäule.

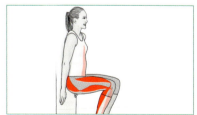

Liegestütz – der Klassiker und viele Varianten

Ungeliebt, aber vielseitig und sehr effektiv: Warum Sie um diese Übung nicht länger einen großen Bogen machen sollten!

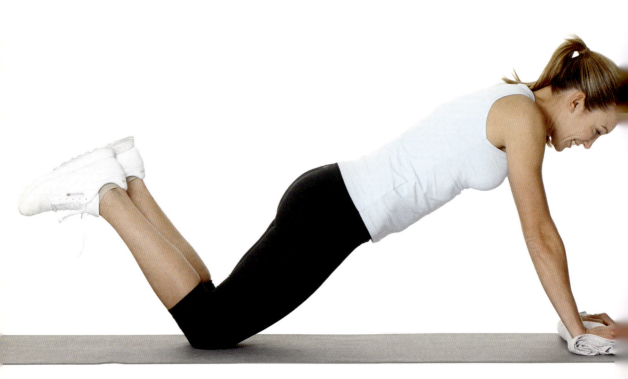

Extra: Liegestütz

Stemmen statt stützen

Genau genommen ist die Bezeichnung »Liegestütz« nicht ganz treffend, weil hier nur ein Teilaspekt der Übung beschrieben wird – und nicht einmal der entscheidende. Denn nicht das statische »Stützen« ist das Entscheidende, sondern die dynamische Bewegung. Insofern ist das englische »Push-up« (übersetzt: hochdrücken) für diese Übung sehr viel treffender.

Grundübung für den ganzen Körper

Im Schulsport ist das eine der am wenig geliebtesten Übungen. Dabei gibt es kaum eine Kraftübung, die so effektiv ist. Ein zeitloser Klassiker. Liegestütze kann jeder. Und das Gute ist: Wir können sie immer und überall machen. Liegestütze sind die beste (Grund-)Übung für unseren Körper. Besonders beansprucht und entwickelt werden die Brust- und Schultermuskulatur und der Trizeps. Sie helfen, den gesamten Rumpf zu stärken und seine Muskulatur zu formen.

Man muss ja nicht gleich übertreiben. Der Japaner Minoro Yoshida hat 1980 mit 10 507 Liegestützen einen Weltrekord aufgestellt. Die Amerikanerin Alica Weber absolvierte in 10 Minuten erstaunliche 105 Stück. Einarmig! Und der Brite Paddy Doyle machte jeden Tag über 4000 Stück und notierte am Ende des Jahres die exakte Zahl – er steht mit 1 500 230 Wiederholungen im Buche.

Worauf kommt es bei Liegestützen an?

Für einen korrekt durchgeführten Liegestütz ist äußerste Körperspannung wichtig. Von den Füßen bis zum Kopf sollte der gesamte Körper eine gestreckte Linie ergeben.
Was Sie bei Liegestützen noch beachten sollten:
- Achten Sie darauf, dass der Po nicht nach oben gestreckt wird. Vermeiden Sie ein Hohlkreuz und strecken Sie die Beine. So erhalten Sie eine Grundkörperspannung, die nicht nur die Liegestütze effektiver macht, sondern auch gleich noch die restlichen Muskelpartien im Bauch, Rücken und Beinbereich mit trainiert.
- Die Arme sollten in einem etwa schulterbreiten Abstand zueinander stehen und die Handflächen sollten den Boden flach berühren.
- Die Arme werden in einer fließenden Bewegung durchgedrückt.
- Vermeiden Sie ruckartiges Stoppen – die Gelenke nehmen das übel.

Richtig ausgeführt sind Liegestütze die Allzweckwaffe des Muskeltrainings. Dabei spielt die Körperspannung eine wichtige Rolle. Sie sollte während des gesamten Ablaufs der Übung erhalten bleiben.

Das Trainingsprogramm

In welchem Tempo sollte ich Liegestütze machen?
Genauigkeit ist wichtiger als Schnelligkeit. Ein richtiger Liegestütz wird langsam durchgeführt. Ein durchschnittlicher Liegestütz dauert ca. 2 bis 3 Sekunden, also etwas länger als die anderen Übungen. Auch wenn Sie weniger Wiederholungen schaffen, wird die Übung durch Präzision deutlich effizienter. Betrügen Sie sich nicht selbst. Zunächst ist nicht die Zahl der geschafften Liegestütze wichtig.

Was tun, wenn bei der Übung die Hände schmerzen?
Aufgrund der stark angewinkelten Hände kann es zu Schmerzen im Bereich der Handgelenke kommen, die auf einer Überbeanspruchung von Bändern und Sehnen beruhen. Hier kann auf Liegestützgriffe als Hilfsmittel zurückgegriffen oder als alternative Übung das Bankdrücken ausgeübt werden. Außerdem lassen sich Liegestütze zur Schonung des Handgelenks auch auf den Fäusten mit einer weichen Unterlage ausführen.

Die sieben besten Liegestütz-Varianten finden Sie auf den nächsten Seiten.

Der klassische **Liegestütz** (»Push-up«)

▶ So geht's

Gehen Sie in Position, wobei beide Kniegelenke ca. 35 Grad gebeugt sind und das Becken nach vorn geneigt ist. Die Arme sind gestreckt schulterbreit am Boden fixiert, die Fingerspitzen der Handflächen zeigen nach vorn; Der Blick ist zwischen die Hände gerichtet.

Darauf kommt es an: Aus der Ausgangsstellung wird der Rumpf bei fixierter Lenden-Becken-Hüft-Region langsam und kontrolliert bis zur Endstellung abgesenkt und anschließend wieder in Richtung Ausgangstellung zurückbewegt.

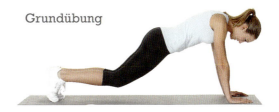
Grundübung

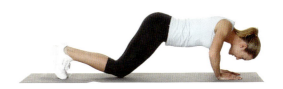

▶ Übungsvarianten

Leichter: Beide Kniegelenke liegen auf dem Boden auf, beide Arme sind gebeugt, wobei die Ellenbogen während der Beugung nach außen gedreht sind.

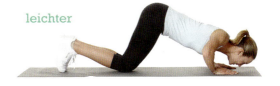
leichter

Schwerer: Die Ellenbogen sind nach außen gedreht und so weit gebeugt, dass der Rumpf in der Waagrechten stabilisiert wird. Die Oberschenkel und der Rumpf bilden eine gerade Linie (Hüfte gestreckt); die Blickrichtung bleibt zwischen den Händen.

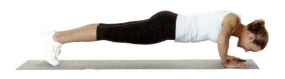
schwerer

Diese Übung ist gut für …

… Schulter und Arme, gleichzeitig aber auch für die Stabilität von Rumpf und Beinen.

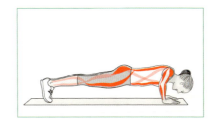

Das Trainingsprogramm

Liegestütz-Hockstütz

➤ So geht's

Gehen Sie in die Liegestütz-Ausgangsstellung. Jetzt wird der Rumpf langsam und kontrolliert nach hinten-unten Richtung Fersen bewegt und anschließend wieder in Richtung Ausgangsstellung zurückbewegt.

Darauf kommt es an: Aus der Ausgangsstellung ist der Rumpf nach hinten geneigt, sodass beide Arme gestreckt bleiben und beide Kniegelenke knapp über dem Boden stabilisiert werden.

Grundübung

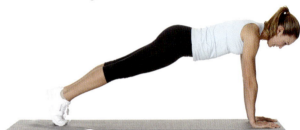

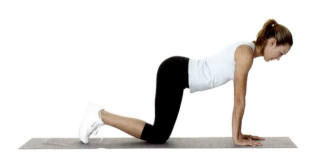

➤ Übungsvariante

Schwerer: Beide Arme sind während des Liegestützes weiter vorn auf den Boden aufgesetzt.

schwerer

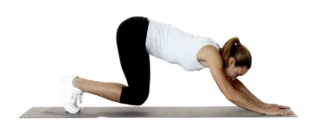

Diese Übung ist gut für …

… das Zusammenspiel der geraden hinteren Rückenmuskulatur mit Armen und Beinen.

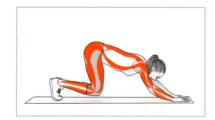

Extra: Liegestütz

Rumpfrotation aus dem Liegestütz

➤ So geht's

Gehen Sie in die Liegestütz-Position. Jetzt wird ein Arm nach außen-hinten rotiert, wodurch der Rumpf im Bereich der Brustwirbelsäule mitrotiert und der Kopf im Verlauf der Bewegungsausführung mit seiner Blickrichtung dem Arm folgt.

Darauf kommt es an: Während der Bewegungsausführung sollte der Rumpf so weit stabilisiert werden, dass unphysiologische Positionen (zu starkes Hohlkreuz oder Rundrücken) vermieden werden.

Grundübung

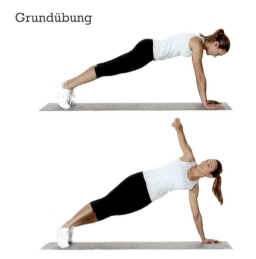

➤ Übungsvarianten

Leichter: Beide Kniegelenke sind auf dem Boden aufgesetzt. Die Hüfte wird gebeugt, während der rotierende Arm gestreckt nach außen-hinten geführt wird.

Schwerer: Die Beine und der Rumpf bilden eine gerade Linie, der obere Arm ist gestreckt, während er nach hinten-außen rotiert.

leichter

schwerer

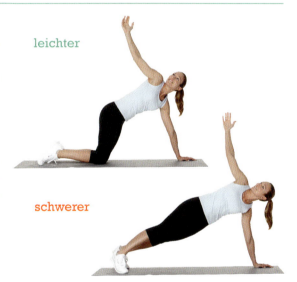

Diese Übung ist gut für ...

... das Zusammenspiel von den geraden Stabilisatoren der Arme mit den Rotatoren im Bereich der Brustwirbelsäule.

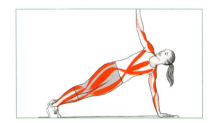

Das Trainingsprogramm

Schiebeliegestütz mit Handtuch

➤ So geht's

Nehmen Sie die Liegstütz-Position ein. Die Handflächen sind dabei auf einem Handtuch platziert, wenn möglich auf einem Boden mit geringer Haftreibung (wie Parkett, Fliesen etc.). Jetzt wird der Rumpf langsam und kontrolliert abgesenkt, bis die Arme im Ellenbogen so weit gebeugt sind und der Rumpf stabilisiert werden kann. Dann wieder zurück in die Ausgangsstellung bewegen.

Darauf kommt es an: Rumpf und Beine sind so weit abgesenkt, dass die Ellenbogen gebeugt sind und nach außen zeigen, während der Blick weiter zwischen beide Handflächen gerichtet ist.

Grundübung

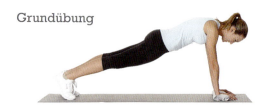

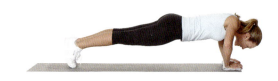

➤ Übungsvarianten

Leichter: Gehen Sie in Liegstütz-Position mit angewinkelten Beinen und knien Sie sich auf den Boden. Die Hüfte ist leicht gebeugt. Die Hände stüzten sich bei gestreckten Armen auf einem Handtuch auf einem Boden mit geringer Haftreibung (Fliesen, Parkett etc.) ab.

leichter

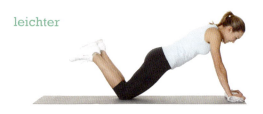

schwerer

Schwerer: Schon bei der Ausgangsstellung die Arme ein Stück weiter nach vorn aufsetzen und deutlich vor der Schulter abstützen. Den Liegstütz wie in der Grundübung beschrieben ausführen.

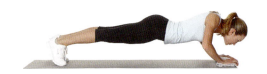

Diese Übung ist gut für …

… die Stabilisierung von Rumpf und Schulter in Zusammenarbeit mit den hinteren Oberschenkelmuskeln.

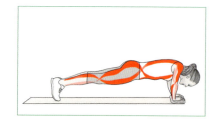

Extra: Liegestütz

Vierfüßlerstand

▶ So geht's

Gehen Sie in den Vierfüßlerstand: Die Arme sind schulterbreit und gestreckt aufgestellt, die Fingerspitzen der Handflächen zeigen nach vorn. Der Blick richtet sich auf den Punkt zwischen den Händen. Beide Kniegelenke werden nun etwa 10 cm vom Boden abgehoben, die Arme bleiben gestreckt. Dann wieder senken.

Darauf kommt es an: Bei der Bewegungsausführung darauf achten, dass eine physiologische Wirbelsäulenposition stabilisiert werden kann.

Grundübung

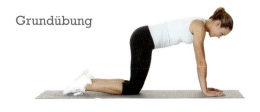

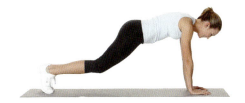

▶ Übungsvarianten

Leichter: Statt auf den Handflächen liegt man im sogenannten Unterarmstütz mit den Knien am Boden. Dann werden diese angehoben und gestreckt.

Schwerer: Bei der schweren Variante streckt sich der Körper zum vollen Liegestütz.

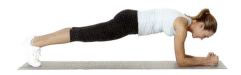

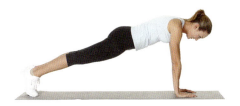

Diese Übung ist gut für ...

... die Stabilisierung von Rumpf und Schulter unter intensiver Beteiligung der vorderen Oberschenkelmuskeln.

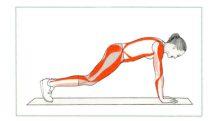

Das Trainingsprogramm

Liegestütz mit Schulterantippen

▶ So geht's

Gehen Sie in die Liegestütz-Position, die Knie schweben wenige Zentimeter über dem Boden. Aus der Ausgangsstellung wird der Rumpf bei fixierter Lenden-Becken-Hüft-Region langsam und kontrolliert bis zur Endstellung abgesenkt und anschließend wieder in Richtung Ausgangsstellung zurückbewegt. Jetzt berührt der linke Arm kurz die rechte Schulter und dann der rechte die linke Schulter. Gehen Sie zurück in die Ausgangsstellung.
Darauf kommt es an: Die Beine müssen die Spannung und damit das Gleichgewicht halten.

Grundübung

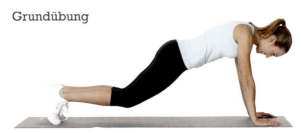

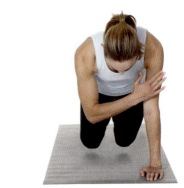

▶ Übungsvariante

Leichter: Die Knie sind während der Übung am Boden.
Schwerer: Beide Arme sind während des Liegestützes weiter vorn auf den Boden aufgesetzt. Die Beine sind voll durchgestreckt.

schwerer

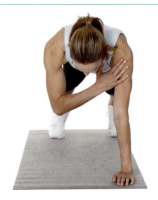

Diese Übung ist gut für …

… die Körperbalance sowie Schulter und Arme, bei gleichzeitiger Stabilisierung von Rumpf und Beinen.

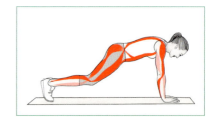

Extra: Liegestütz

Klappmesser-Liegestütz

➤ So geht's

Beide Beine sind auf einem Stuhl oder Hocker so aufgelegt, dass die Unterschenkel aufliegen und die Kniegelenke gerade noch so über den Sitzrand hinausragen. Der Blick ist zwischen beide Handflächen gerichtet. Jetzt werden beide Arme langsam und kontrolliert gebeugt und der Rumpf dabei Richtung Boden abgesenkt. Anschließend wird der Rumpf wieder aufgerichtet und angehoben.
Darauf kommt es an: Stellen Sie den Stuhl am besten gegen eine Wand, damit er nicht verrutschen kann.

Grundübung

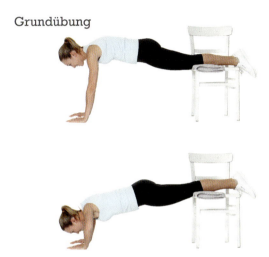

➤ Übungsvarianten

Leichter: Stützen Sie sich mit den Armen näher zum Stuhl hin ab, sodass die Hüfte stark gebeugt ist. Nun den Liegestütz ausführen.

leichter

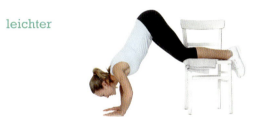

Schwerer: Stützen Sie sich mit beiden Zehenspitzen auf dem Vorderrand vom Stuhl oder Hocker ab. Bei Ausführung des Liegestützes bilden Beine und Rumpf eine gerade Linie, die in der Horizontalen stabilisiert wird.

schwerer

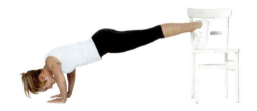

Die Übung ist gut für …

… ein besonders intensives Training der Arm- und Schultermuskulatur.

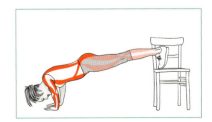

101

Die besten Übungen für den Rücken

Hilfe für die Problemzone Nummer eins: Eine gut trainierte Rückenmuskulatur stabilisiert den gesamten Körper und verhindert Schmerzen.

Umgedrehter **Unterarm-Liegestütz**

➤ ## So geht's

Nehmen Sie auf dem Boden eine Unterarmstütz-Position rücklings ein: Sie sitzen mit beiden Beinen gestreckt bis zum Po und stützen den Rumpf mit beiden Unterarmen. Der Rumpf ist angehoben. Jetzt heben Sie das Becken langsam und kontrolliert an und bewegen sich dann wieder langsam und kontrolliert zurück in die Ausgangsstellung.
Darauf kommt es an: Vermeiden Sie einen Rundrücken.

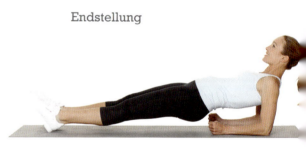

Endstellung

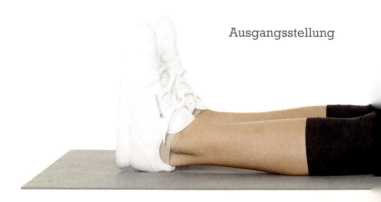

Ausgangsstellung

Rücken

➤ Übungsvarianten

Leichter: Beide Beine sind so gebeugt, dass im Bereich der Kniegelenke ein Winkel entsteht.

leichter

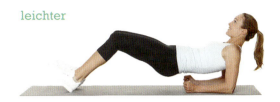

Schwerer: Sie stützen sich mit gestreckten Armen vom Boden ab. Die Beine bleiben ebenfalls gestreckt.

schwerer

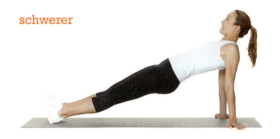

Diese Übung ist gut für ...

... das Zusammenspiel der hinteren geraden Rumpf-, Bein- und Armmuskeln.

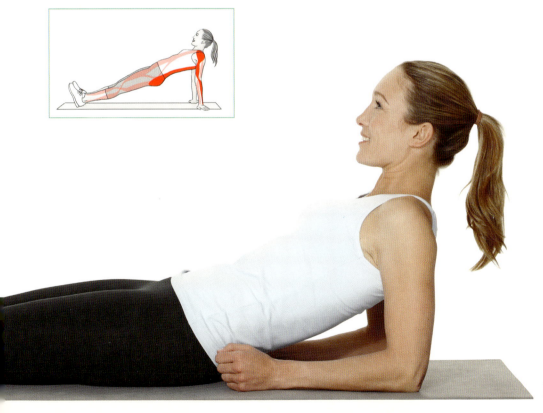

103

Das Trainingsprogramm

Schulterblatt-Stabilisation

▶ So geht's

Legen Sie sich mit dem Rücken auf den Boden. Beugen Sie beide Beine in den Kniegelenken und setzen Sie die Fersen auf. Beide Ellenbogen werden gebeugt in einem Winkel von etwa 45 Grad zum Rumpf seitlich aufgesetzt. Jetzt heben Sie den Rumpf an. Dabei bewegen Sie beide Schultern nach hinten, die Schulterblätter bewegen sich zueinander. Dann führen Sie den Rumpf wieder langsam und kontrolliert in die Ausgangsstellung.
Darauf kommt es an: Blicken Sie während der Übung immer schräg nach vorn-oben.

Grundübung

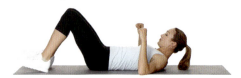

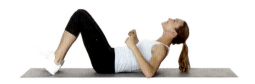

▶ Übungsvarianten

Leichter: Beide Arme sind direkt seitlich am Rumpf mit den Ellenbogen auf dem Boden aufgesetzt.

leichter

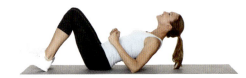

Schwerer: Beide Arme sind in der Höhe der Schultern, also 90 Grad seitlich des Rumpfes, mit den Ellenbogen auf dem Boden aufgesetzt.

schwerer

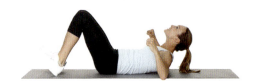

Diese Übung ist gut für ...

... die Kräftigung der den Rumpf aufrichtenden kurzen Muskeln zwischen den Schulterblättern sowie der oberen Armmuskeln.

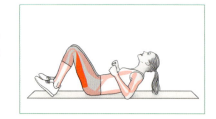

> Rücken

Rumpfaufrichten aus Bauchlage

▶ So geht's

Legen Sie sich in Bauchlage auf einen glatten Boden (z.B. Fliesen oder Parkett) – mit gestreckten Beinen und gestreckten Armen. Umfassen Sie ein Handtuch. Jetzt heben Sie den Rumpf langsam und kontrolliert an und richten ihn auf. Die Arme bzw. die Schultern helfen dabei. Dann bewegen Sie sich wieder langsam und kontrolliert in die Ausgangsstellung zurück.
Darauf kommt es an: Beide Beine bleiben bis zu den Hüftgelenken stabil auf dem Boden. Das Handtuch auf dem glatten Untergrund zwingt Sie, die Spannung zu kontrollieren, um den Halt nicht zu verlieren.

Grundübung

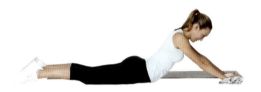

▶ Übungsvarianten

Leichter: Sie heben den Rumpf lediglich etwa 30 cm an. Beide Arme bleiben dadurch weiter vom Körper entfernt gestreckt auf dem Boden aufgesetzt.

leichter

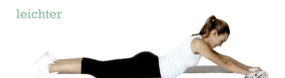

Schwerer: Richten Sie Ihren Rumpf so weit wie möglich auf.

schwerer

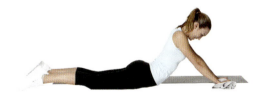

Diese Übung ist gut für ...

... die Rückenmuskulatur und das Zusammenspiel mit den Armstreckern.

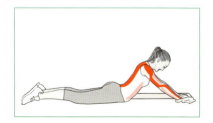

Das Trainingsprogramm

Beine und Arme heben aus Bauchlage

> ## So geht's

Legen Sie sich bäuchlings mit gestreckten Armen und Beinen auf den Boden. Die Handinnenflächen zeigen nach unten. Jetzt heben Sie gleichzeitig beide Arme und Beine langsam und kontrolliert vom Boden ab. Und dann bewegen Sie sich wieder zurück in die Ausgangsstellung.
Darauf kommt es an: Beide Arme werden mit den Oberarmen seitlich im rechten Winkel sowie mit 90 Grad gebeugten Ellenbogen angehoben.

Grundübung

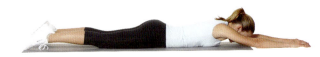

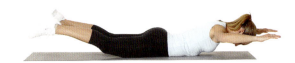

> ## Übungsvarianten

Leichter: Legen Sie bei der Bewegungsausübung beide Arme seitlich an den Rumpf an.

leichter

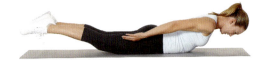

Schwerer: Strecken Sie bei der Bewegungsausübung beide Arme kopfüber nach vorn.

schwerer

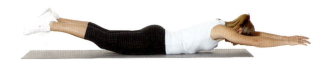

Diese Übung ist gut für …

… die Zusammenarbeit von Rumpf und den Rückseiten von Armen und Beinen.

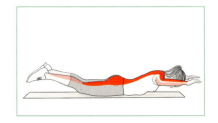

> Rücken

Rumpfrotation aus dem Kniestand

➤ So geht's

Gehen Sie in den »halben Liegestütz«: Sie berühren mit einer Hand den Nacken. Beide Beine sind etwa 90 Grad gebeugt, die Fußriste liegen auf dem Boden. Jetzt wird der angewinkelte Arm seitlich nach außen-oben bewegt. Verfolgen Sie mit dem Blick die Armbewegung. Dabei atmen Sie leicht aus. Dann bewegen Sie sich langsam und kontrolliert (unter normalem Einatmen) wieder zurück in die Ausgangsstellung.
Darauf kommt es an: Achten Sie darauf, dass Sie kein Hohlkreuz machen. Das Becken sollte in einer stabilen Position sein.

Grundübung

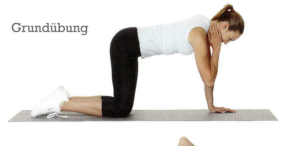

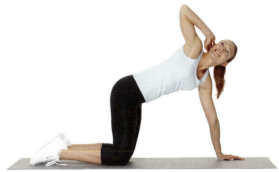

➤ Übungsvariante

Schwerer: Strecken Sie den Arm, den Sie nach oben bewegen, so weit wie möglich, er soll zur Decke zeigen.

schwerer

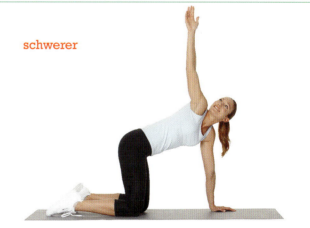

Diese Übung ist gut für ...

... eine komplexe Aktivierung der gesamten Rumpfrotatoren, vor allem um die Brustwirbelsäule herum.

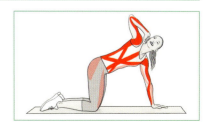

107

Das Trainingsprogramm

Hüftrotation aus Unterarmstütz

➤ So geht's

Gehen Sie in den Unterarmstütz: Die Beine sind gestreckt, die Fußspitzen auf dem Boden, die Unterarme sind schulterbreit auf dem Boden aufgelegt. Der Blick ist zwischen beide Hände gerichtet. Jetzt rotieren Sie mit einem Bein (Schwungbein) langsam und kontrolliert seitlich nach außen-hinten, wobei auch Lenden, Becken, Hüfte mitrotieren. Dann bewegen Sie sich langsam und kontrolliert zurück in die Ausgangsstellung.

Darauf kommt es an: Das Schwungbein wird im Kniegelenk etwa 90 Grad angewinkelt.

Grundübung

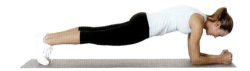

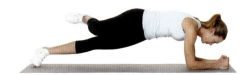

➤ Übungsvarianten

Leichter: Das Schwungbein ist bei der Bewegungsausübung im Bereich des Kniegelenks maximal gebeugt.

leichter

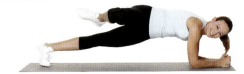

Schwerer: Das Schwungbein ist bei der Bewegungsausübung im Kniegelenk etwas mehr gestreckt. Die Rotation nach außen-oben wird maximal ausgeführt.

schwerer

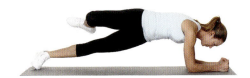

Diese Übung ist gut für …

… die Kräftigung der Rumpfrotatoren, vor allem im Bereich der Lendenwirbelsäule.

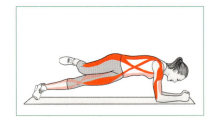

Rücken

Hüftstrecken aus halbem Unterarm-Liegestütz

➤ So geht's

Gehen Sie in den »halben Unterarm-Liegestütz«: Beide Kniegelenke sind etwa 5 bis 10 cm über dem Boden stabilisiert. Der Blick ist zwischen die Hände gerichtet. Jetzt wird das Schwungbein langsam und kontrolliert nach hinten-oben bewegt. Dann bewegen Sie das Schwungbein wieder langsam und kontrolliert zurück in die Ausgangsstellung.

Darauf kommt es an: Vermeiden Sie ein unphysiologisches Hohlkreuz oder einen Rundrücken.

Grundübung

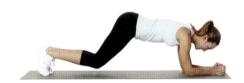
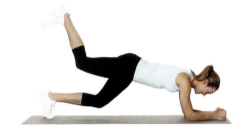

➤ Übungsvarianten

Leichter: Stützen Sie sich mit den Knien auf dem Boden auf. Strecken Sie das Schwungbein und bewegen Sie es nach hinten-oben, bis es mit dem Rumpf eine gerade Linie bildet.

Schwerer: Sie sind der Ausgangsposition der Grundübung. Strecken und heben Sie das Schwungbein so weit an, bis es mit dem Rumpf eine gerade Linie bildet.

leichter

schwerer

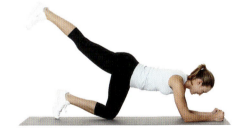
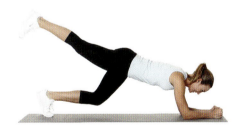

Diese Übung ist gut für …

… die Stärkung der Hüftstrecker im Zusammenspiel mit den Rückenmuskeln und stabilisiert den Rumpf.

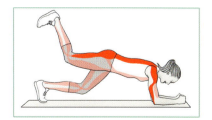

Das Trainingsprogramm

Türrudern aus dem Stand

▶ So geht's

Stellen Sie sich mit Blickrichtung vor eine Tür und halten Sie sich mit gestreckten Armen auf beiden Seiten an der Türklinke fest. Der Rumpf bleibt aufgerichtet. Jetzt ziehen Sie mit den Armen den Körper langsam und kontrolliert Richtung Tür. Beide Schulterblätter bewegen sich aufeinander zu. Dann führen Sie den Körper wieder langsam und kontrolliert in die Ausgangsstellung zurück.
Darauf kommt es an: Vermeiden Sie einen Rundrücken.

Grundübung

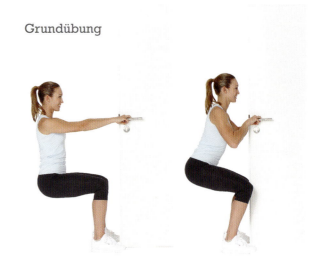

▶ Übungsvariante

Schwerer: Stellen Sie sich näher an die Tür und führen Sie die Bewegung mit gestreckten Beinen durch.

schwerer

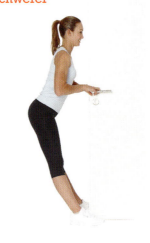

Diese Übung ist gut für …

… die aufrichtenden Muskeln des Rumpfes, vor allem im Bereich der Brustwirbelsäule, im Zusammenspiel mit den Armen.

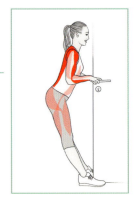

> Rücken

Rudern aus Schrittstellung

> ## So geht's

Gehen Sie in weite Schrittstellung. Das vordere Bein setzt komplett mit der Fußsohle auf und stehte auf einem Handtuch. Das hintere Bein ist gebeugt und steht auf der Fußspitze. Neigen Sie den Rumpf so weit nach vorn, dass er mit dem Oberschenkel des hinteren Stützbeines eine gerade Linie bildet. Mit beiden Händen umfassen Sie das Handtuch und ziehen den Rumpf jetzt gegen den Widerstand der Rückenmuskulatur kontrolliert nach vorn-unten.
Darauf kommt es an: Vermeiden Sie einen Rundrücken. Der Blick geht nach vorn unten.

Grundübung

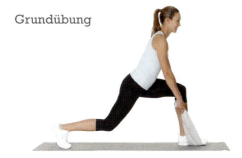
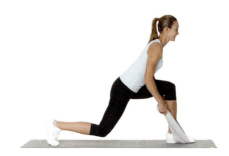

> ## Übungsvarianten

Leichter: Setzen Sie das hintere Stützbein mit dem Unterschenkel auf den Boden auf.

Schwerer: Strecken Sie das hintere Bein durch. Beugen Sie den Rumpf so weit nach vorn, dass beide Arme in den Ellenbogengelenken etwa 90 Grad gebeugt sind.

leichter

schwerer

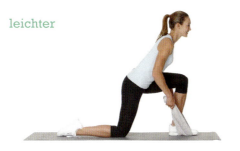
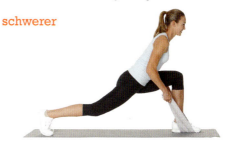

Diese Übung ist gut für …

… die gerade Rückenmuskulatur des Rumpfes und das Zusammenspiel mit der hinteren Beinmuskulatur.

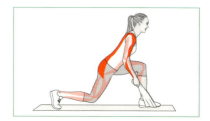

Die besten Übungen für den Po

Wer möchte ihn nicht schön knackig rund haben? Doch nicht nur für die Optik, auch für unsere Körperhaltung ist die Gesäßmuskulatur ganz wichtig.

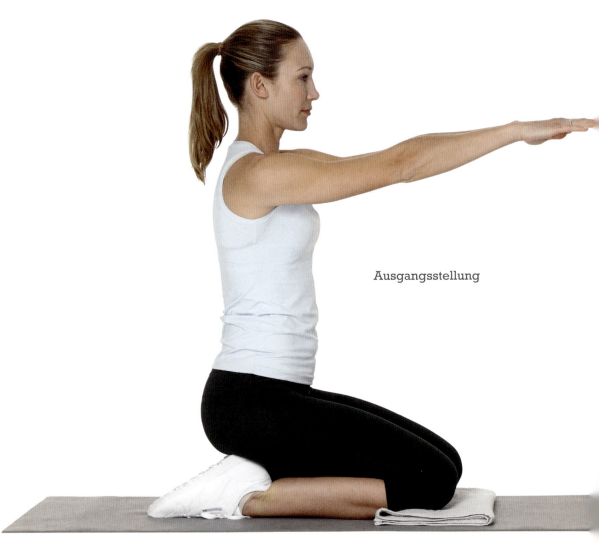

Ausgangsstellung

Aufrichten aus Kniestand

▶ So geht's

Gehen Sie in den Kniestand. Um Druckschmerz zu vermeiden, sollten Sie ein Handtuch unter die Knie legen. Setzen Sie sich mit dem Po auf die Fersen und strecken Sie beide Arme schulterbreit nach vorn. Die Handinnenflächen zeigen zum Boden. Jetzt richten Sie den Rumpf auf und dann bewegen Sie sich wieder zurück in die Ausgangsstellung.

Darauf kommt es an: Machen Sie diese Bewegung immer betont langsam und kontrolliert.

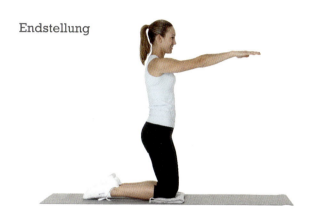

Endstellung

▶ Übungsvariante

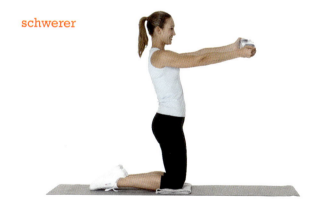

schwerer

Schwerer: Halten Sie mit beiden Händen eine gefüllte Flasche. Beide Arme bleiben weiterhin gestreckt.

Diese Übung ist gut für …

… das muskuläre Zusammenspiel von Po und Rumpf.

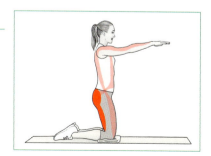

Das Trainingsprogramm

Seitliches Beinheben aus Unterarmstütz

▶ So geht's

Gehen Sie in den Unterarmstütz, wobei Beine und Rumpf eine gerade Linie bilden; die Unterarme werden schulterbreit auf dem Boden aufgesetzt. Ein Fuß ist auf einem Handtuch platziert. Jetzt wird ein Bein kontrolliert seitlich abgespreizt und dann langsam und kontrolliert in die Ausgangsstellung zurückbewegt.

Darauf kommt es an: Machen Sie diese Übung auf Fliesen oder Parkett (geringe Haftreibung). Die Lenden-Becken-Hüft-Region soll während der Bewegungsausübung möglichst stabil bleiben. Vermeiden Sie einen zu starken Rundrücken.

Grundübung

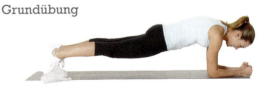

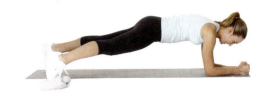

▶ Übungsvarianten

Leichter: Setzen Sie beide Füße in geringerem Abstand zu den Unterarmen am Boden auf, die Knie sind gebeugt. Beide Kniegelenke werden bei der Übung nur etwa 3 bis 5 cm über dem Boden gehalten.

leichter

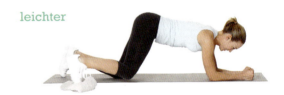

Schwerer: Statt Unterarmstütz nehmen Sie die normale Liegestütz-Position mit gestreckten Armen ein. Das seitlich abgespreizte Bein wird bis ca. 45 Grad zur Seite geführt.

schwerer

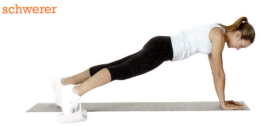

Diese Übung ist gut für …

… das Zusammenspiel der stabilisierenden Rückenmuskulatur.

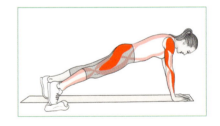

Arm- und Beinheben aus Bauchlage

▶ So geht's

Legen Sie sich bäuchlings auf den Boden, beide Arme strecken Sie über den Kopf, die Handinnenflächen liegen etwa schulterbreit auf dem Boden. Jetzt heben Sie beide Beine (sie sollten dabei etwa 45 Grad gebeugt werden) und gleichzeitig beide Arme langsam und kontrolliert vom Boden ab. Dabei atmen Sie entspannt aus. Dann bewegen Sie sich wieder in die Ausgangsstellung und atmen dabei langsam ein.

Darauf kommt es an: Legen Sie den Kopf mit der Stirn auf eine weichen Unterlage (z. B. Handtuch). Hohlkreuz vermeiden!

Grundübung

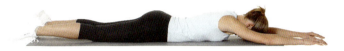

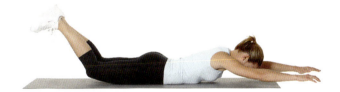

▶ Übungsvariante

Schwerer: Strecken und heben Sie während der Bewegungsausführung beide Beine gestreckt vom Boden ab.

schwerer

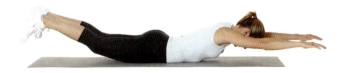

Diese Übung ist gut für ...

... das Zusammenspiel der gesamten hinteren Muskelkette (von den Händen bis zu den Füßen).

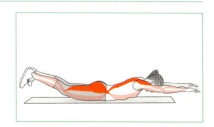

Das Trainingsprogramm

Becken-Hebe-Variation

➤ So geht's

Legen Sie sich rücklings auf den Boden, beide Beine sind etwa 90 Grad gebeugt, die Fußsohlen sind auf dem Boden aufgesetzt. Die Arme liegen seitlich des Rumpfes mit den Handflächen nach unten. Jetzt wird das Becken langsam angehoben, bis Oberschenkel und Rumpf gestreckt eine gerade Linie bilden. Der Unterschenkel eines Beines wird angehoben, dass ein Winkel von etwa 45 Grad entsteht. Dann den Unterschenkel und das Becken zurückbewegen. **Darauf kommt es an:** Lassen Sie das Becken nicht seitlich absinken, vermeiden Sie ein zu starkes Hohlkreuz oder Rundrücken.

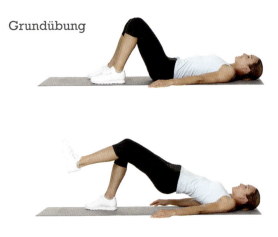

Grundübung

➤ Übungsvarianten

Leichter: Beide Beine bleiben am Boden, die Fußsohlen sind aufgesetzt. Es wird nur das Becken angehoben.

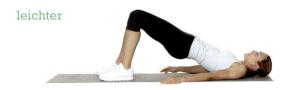

leichter

Schwerer: Strecken Sie das Bein, das Sie anheben, maximal nach oben.

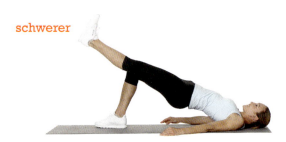

schwerer

Diese Übung ist gut für ...

... das Zusammenspiel von vorderer und hinterer Rumpfmuskulatur, Gesäß- und Beinmuskulatur.

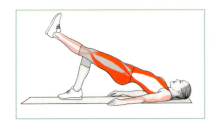

Po

Schritt-Squads

➤ So geht's

Stellen Sie sich in weitem Schritt hin. Der vordere Fuß steht auf dem Boden, der hintere Fuß nur mit den Zehen. Senken Sie den Körper kontrolliert bodenwärts, der Rumpf bleibt aufrecht. Dann wieder langsam zurück in die Ausgangsstellung. **Darauf kommt es an:** Das hintere Bein bzw. Knie bleibt etwa 5 bis 10 cm über dem Boden. Das vordere Knie ragt nicht über die Zehenspitzen hinaus.

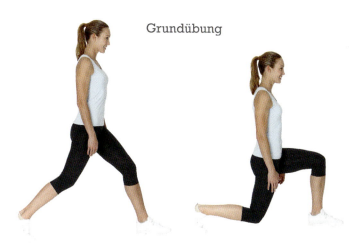

Grundübung

➤ Übungsvariante

Leichter: Senken Sie den Rumpf nur so weit ab, dass der Oberschenkel des vorderen Beines etwa 45 Grad aus der Waagrechten erhöht bleibt.

Schwerer: Nehmen Sie bei der Übung ein Zusatzgewicht in beide Hände (z. B. zwei gefüllte Wasserflaschen).

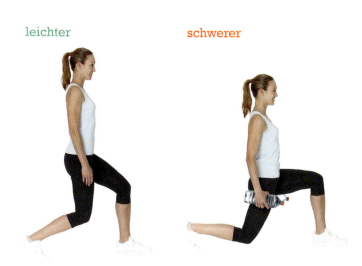

leichter   schwerer

Diese Übung ist gut für …

… das Zusammenspiel der Rücken- und Gesäßmuskulatur und der Vorder- und Rückseite der Beine.

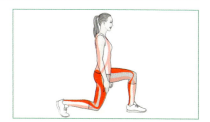

117

Das Trainingsprogramm

Gegenseitiges **Arme-Beine-Strecken** aus Liegestütz

➤ So geht's

Gehen Sie in den Liegestütz – mit gebeugten Beinen und nach vorn geneigtem Becken. Jetzt gleichzeitig jeweils ein Bein und den gegengleichen Arm langsam und kontrolliert nach oben bewegen und dann wieder langsam und kontrolliert zurück in die Ausgangsstellung.

Darauf kommt es an: Der Rumpf sowie die Lenden-Becken-Hüft-Region sollen so weit wie möglich stabil bleiben. Vermeiden Sie ein Hohlkreuz oder einen Rundrücken. Die Blickrichtung geht immer zwischen die Hände.

Grundübung

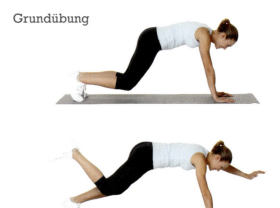

➤ Übungsvarianten

Leichter: Sie können den Oberkörper mit einem Unterarm abstützen und das Kniegelenk des hinteren Standbeines auf dem Boden aufsetzen.

leichter

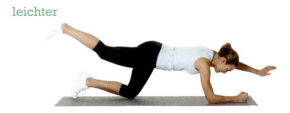

Schwerer: Strecken Sie das hintere Standbein durch. Beugen Sie die Hüfte soweit, dass der Rumpf in der Horizontalen gehalten werden kann.

schwerer

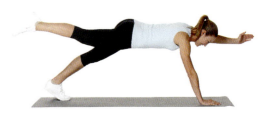

Diese Übung ist gut für …

… das komplexe Training aller Muskelketten und deren Zusammenspiel.

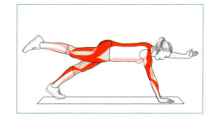

Po

Armstütz mit seitlichem Abspreizen

➤ So geht's

Machen Sie einen »halben Liegestütz« bzw. Kniestütz. Die Fingerspitzen zeigen nach vorn, die Ellenbogen bleiben durchgestreckt. Jetzt rotieren Sie mit dem Bein, das Sie anheben, langsam und kontrolliert nach außen. Das Knie ist dabei angewinkelt. Dabei bleiben Rumpf und Becken möglichst ruhig und stabil. Dann wieder zurück in die Ausgangsstellung gehen.
Darauf kommt es an: Vermeiden Sie ein zu starkes Hohlkreuz oder einen Rundrücken (»Katzenbuckel«). Bewegungstempo: 1 bis 2 Sekunden.

Grundübung

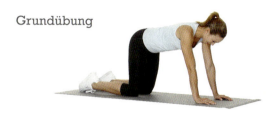

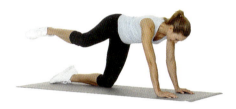

➤ Übungsvarianten

Leichter: Machen Sie diese Übung aus dem Unterarmstütz heraus.

leichter

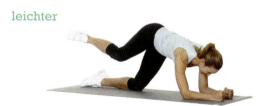

Schwerer: Heben Sie während der Übung das Kniegelenk des Stützbeines etwa 3 bis 5 cm von Boden ab.

schwerer

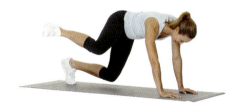

Diese Übung ist gut für …

… den Anteil der nach außen drehenden Muskel (Außenrotatoren) an den Gesäßmuskeln bei stabilisiertem Rumpf.

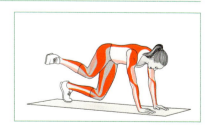

Das Trainingsprogramm

Beinheben aus halbem Liegestütz

➤ So geht's

Gehen Sie in den »halben Liegestütz«: Setzen Sie die gestreckten Arme in Schulterhöhe auf den Boden. Beide Beine sind parallel in Hüfte und Kniegelenk etwa 90 Grad gebeugt – Sie knien also und stützen sich auch mit den Zehen ab. Jetzt das jeweilige Schwungbein langsam und kontrolliert so weit wie möglich nach hinten-oben bewegen. Und dann wieder kontrolliert zurück in die Ausgangsstellung gehen.
Darauf kommt es an: Überdehnen Sie Ihr Kreuz nicht.

Grundübung

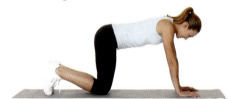
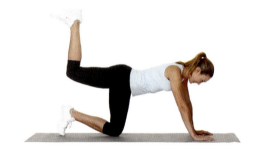

➤ Übungsvarianten

Leichter: Stabilisieren Sie den Rumpf durch den Unterarmstütz.

Schwerer: Strecken Sie das Bein, das Sie anheben, so weit wie möglich nach hinten-oben.

leichter

schwerer

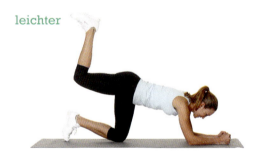
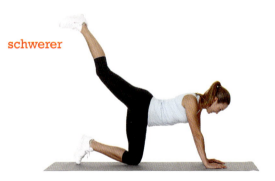

Diese Übung ist gut für …

… die gezielte Stärkung der geraden Gesäßmuskulatur.

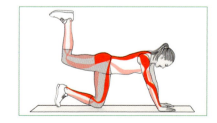

→ Po

Einseitiges Beinschwingen im Liegestütz

➤ So geht's

Gehen Sie in eine »halbe Liegestütz-Position«, wobei Sie sich mit beiden Armen gestreckt etwa in Schulterhöhe abstützen, ebenso mit den gestreckten Beinen. Die Hüfte ist etwa mit 45 Grad gebeugt. Ein Bein (Schwungbein) wird nun langsam nach hinten-oben gestreckt, bis es etwa in der Waagerechten ist. Dann mit dem Schwungbein langsam und kontrolliert zurück in die Ausgangsstellung gehen.
Darauf kommt es an: Kippen Sie das Becken nicht ab!

Grundübung

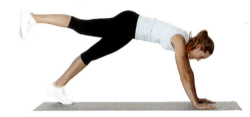

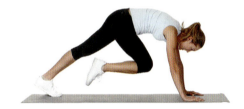

➤ Übungsvarianten

Leichter: Stützen Sie den Rumpf nicht mit gestreckten Arme ab, sondern mit aufgelegten Unterarmen (»Unterarmstütz«).

leichter

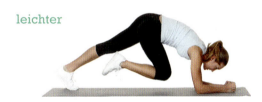

Schwerer: Führen Sie zusätzlich die gegenseitige Hand an das Knie des Schwungbeines (also die rechte Hand an das linke Knie und umgekehrt). Der Rumpf wird nur noch mit dem gestreckten Arm der Schwungbeinseite sowie dem Stützbein der Gegenseite abgestützt.

schwerer

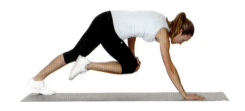

Diese Übung ist gut für ...

... das Zusammenspiel der Gesäßmuskeln mit der schrägen Rumpfmuskulatur.

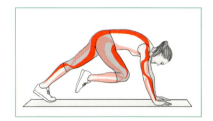

Dehnen – wie geht es richtig?

Vor dem Sport, danach oder überhaupt nicht? Ist Stretching, wie das Dehnen auch gerne genannt wird, wirklich nötig? Und wenn ja – worauf kommt es beim Dehnen wirklich an?

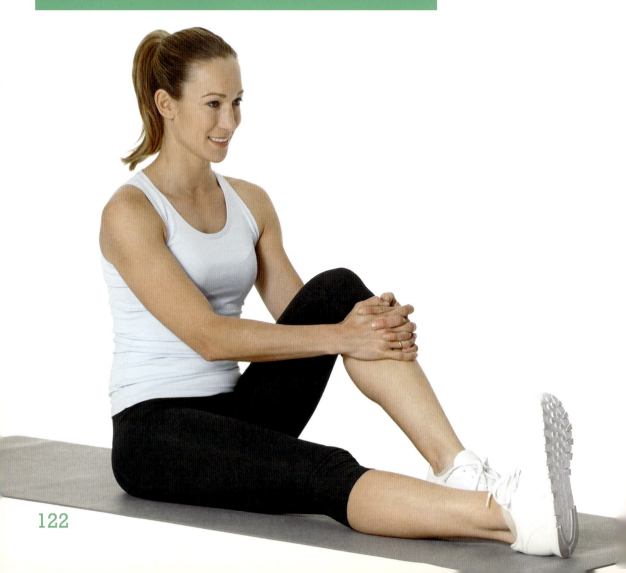

Dehnen

Schützt Dehnen vor Verletzungen?

Dehnen – viele Jahre gehörte das für die meisten Athleten und Freizeitsportler selbstverständlich zu jedem Trainingsprogramm dazu. Inzwischen sehen längst nicht mehr alle Sportwissenschaftler das Dehnen, bei der bestimmte Muskeln unter eine Zugspannung gesetzt werden, als geeignetes Mittel gegen Verletzungen und Muskelkater, zumindest kein universelles. Studien mit amerikanischen Rekruten haben nämlich gezeigt, dass Dehnen nur geringen Einfluss auf das Verletzungsrisiko beim Sport hat. Aufwärmen scheint da mehr Wirkung zu haben. Warum also überhaupt noch Dehnen?

Dehnen macht beweglicher

Beweglich zu sein und zu bleiben – körperlich und geistig –, das ist fundamental wichtig für unser Wohlgefühl. Dabei hilft das Dehnen. Schon ab 35 oder 40 Jahren sollten wir etwas dafür tun, um die Beweglichkeit zu erhalten. Je älter wir werden, umso mehr – um möglichst lange ein selbstständiges Leben führen zu können. Dehnübungen fördern und verbessern die Durchblutung der Muskelgruppen. Wenn ich nach einer Übung den belasteten Muskel-Sehnen-Apparat zehn Sekunden straff ziehe, wird nach dem Loslassen der gelockerte Muskel stärker durchblutet, und all die im Gewebe liegen gebliebenen Abfallstoffe aus dem Energiestoffwechsel, insbesondere die Milchsäure, können besser ausgespült werden. So kann die Regeneration schneller beginnen.

Vor und nach dem Training kann gedehnt werden. Das lockert die Muskeln und stärkt die Faszien.

Dehnen ist ein Mittel gegen Stress ...

Wer zum Beispiel in seinem Bürojob viel sitzen muss, wer täglich viele Stunden im Auto unterwegs ist oder viel Stress hat, kann vom Dehnen besonders profitieren. Denn Gestresste haben häufig eine starke Muskelspannung, die sich durch Dehnübungen abbauen lassen. Tatsächlich stellt sich bei den meisten ein Gefühl von besserer Beweglichkeit ein, sie fühlen sich nach dem Dehnen besser durchblutet und mehr im Einklang mit sich selbst. Die meisten der klassische Heilgymnastiken und Entspannungsmethoden (Yoga, Feldenkrais oder progressive Muskelrelaxation nach Jacobson) bestehen zu einem guten Teil aus Dehnübungen.

... aber nicht gegen Muskelkater

Muskelkater ist die Folge kleinster Muskelrisse auf Zellebene. Wenn wir also beim Dehnen die Muskulatur noch einmal strapazieren, heilt das die betroffenen Muskeln auch nicht wieder.

Das Trainingsprogramm

Wann und wie lange sollte ich dehnen?
Beides ist im Prinzip nicht wirklich entscheidend. Wenn Sie mal keine Zeit oder keine Lust für Dehnübungen direkt nach dem Training haben, können Sie diese auch Stunden später oder sogar am nächsten Tag machen. Die Muskulatur ist immer dankbar.

Welche Methode wirkt besser: Halten oder Wippen?
Beide Methoden – also statisches Halten einer Dehnung oder dynamisches Wippen – können nützlich sein. Doch wie bei jedem Training kommt es auf die richtigen Reize an. Wer beweglich bleiben will, dehnt bis an seine Grenzen, bis es leicht zieht. Wer mehr möchte, wippt vorsichtig in den Grenzbereich der Beweglichkeit und leichten Schmerz hinein.

Die fünf wirksamsten Dehnübungen finden Sie auf den nächsten Seiten.

Was sollte ich **beim Dehnen** unbedingt beachten?

Stretching soll Spaß machen. Sie sollten also immer in einer Umgebung üben, die angenehm klimatisiert ist – damit sich die Muskeln optimal entspannen können und dehnfähig sind. Außerdem sollte es ruhig sein, damit Sie sich besser konzentrieren können.
Atmen Sie bei einer Dehnbewegung tief ein und dann langsam wieder aus. Atmen Sie gleichmäßig in den Bauch, damit auch Körper und Seele entspannen können. Tiefes Ein- und Ausatmen können Sie auch als Entspannungsübung vor dem Dehnen machen, wenn Sie sehr unruhig sind.
Und hier noch drei wichtige Prinzipien, die beim Dehnen wichtig sind. Und zwar sollte ...
... die Belastung in der Mitte der Übung am stärksten sein – und nicht schon am Anfang.
... das Herz-Kreislauf-System sich langsam an die Belastung anpassen können – und nicht schlagartig gefordert werden.
... die Belastung für die Gelenke während der Übung langsam gesteigert werden – und nicht abrupt.

> Dehnen

Beinbeuger-Waden-Dehnung

1 So geht's

Setzen Sie sich aufrecht hin, das rechte Bein ist gestreckt. Zichen Sie die Zehen hoch. Das linke Bein gebeugt aufstellen.

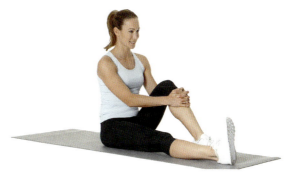

2 Jetzt mit den Händen den rechten Fuß oder das Schienbein fassen und den Rumpf nach vorne ziehen, bis die Dehnung der rechten Kniekehle zu spüren ist. Dabei Druck mit der Ferse gegen den Boden aufbauen. Entspannen und die Position halten. Versuchen Sie dann, das rechte Bein aktiv gestreckt vom Boden abzuheben und den Fuß dabei weiter in Richtung Knie zu bringen.

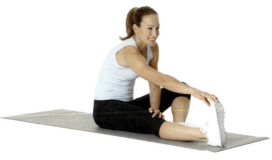

3 Nochmals mit den Händen am Fuß oder Schienbein des rechten Beines den Rumpf so weit wie möglich nach vorn ziehen.

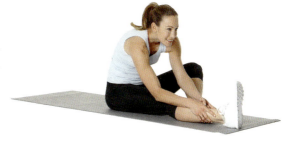

4 Versuchen Sie mit aller Kraft, das vollständig gestreckte rechte Bein mit maximal Richtung Knie gezogenen Zehen so weit wie möglich nach oben zu ziehen.

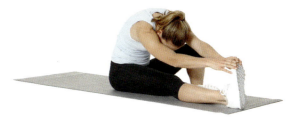

Das Trainingsprogramm

Rückenmuskel-Dehnung

❶ So geht's

Setzen Sie sich hin, stellen Sie die Beine so auf, dass die Knie etwa 90 Grad gebeugt sind. Jetzt die Knie auseinanderfallen lassen, mit der Bauchmuskulatur den Rumpf nach vorn-unten und mit der Halsbeugemuskulatur den Kopf Richtung Brust ziehen.

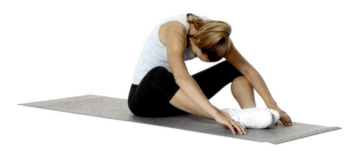

❷

Greifen Sie mit der rechten Hand die Fußspitzen und mit der linken Hand den Hinterkopf. Jetzt ziehen Sie dosiert mit der rechten Hand den Rumpf nach vorn-unten und mit der linken Hand den Kopf möglichst weit nach unten Richtung Brust.

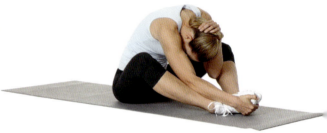

❸

Versuchen Sie noch einmal mit aller Kraft den Rumpf und den Kopf über die Füße hinaus und weiter nach vorn-unten in die Beugung zu ziehen.

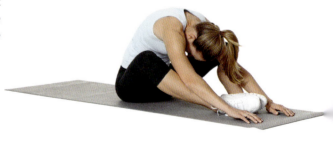

> Dehnen

Bauchmuskel-Dehnung

① So geht's

Legen Sie sich auf den Bauch. Jetzt in der Bauchlage den Rumpf aktiv möglichst hoch aufrichten.

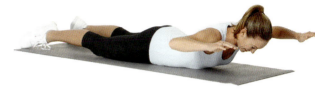

② **Setzen Sie jetzt die Handflächen** vor dem Körper auf. Spannen Sie die Pomuskulatur und Beinstrecker an und drücken Sie sich mit den Armen hoch. Stoppen Sie diese Bewegung, wenn es im Rücken leicht zu ziehen beginnt. Das Kinn möglichst nah am Kehlkopf lassen. Die Arme sollten gestreckt sein.

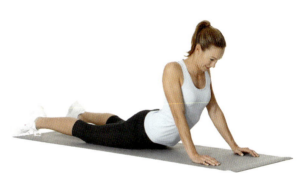

③ **Lassen Sie die Handflächen** vor dem Körper auf dem Boden. Heben Sie Ihren Kopf so weit wie möglich an, der Blick geht nach oben Richtung Decke. Drücken Sie die Knie gegen den Boden. Durch das Anspannen der Rücken- und Nackenmuskulatur dehnen Sie aktiv die Körpervorderseite.

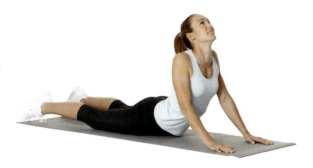

Das Trainingsprogramm

Oberschenkel-Dehnung

1 ## So geht's

Legen Sie sich auf den Bauch. Die Arme liegen locker seitlich neben dem Körper. Ziehen Sie die rechte Ferse aktiv so weit wie möglich zum Po. Die Knie bleiben dabei zusammen. Beide Oberschenkel sollen in der Körperlinie bleiben.

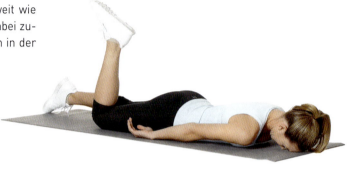

2 **Greifen Sie jetzt mit beiden Händen** (oder mit Hilfe eines Handtuchs) den rechten Fußrücken und ziehen Sie ihn Richtung Oberschenkel. Die Hüfte bleibt fest gegen den Boden gedrückt. Ziehen Sie die Ferse so nah wie möglich zum Po. Dabei soll die Hüfte fest am Boden bleiben.

Dehnen

Dehnung der vorderen Muskelkette

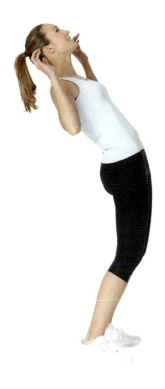
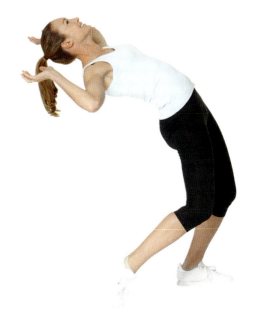

1 So geht's

Stellen Sie sich aufrecht hin. Winkeln Sie beide Arme an, die Fingerspitzen sind auf Kopfhöhe. Strecken Sie den Kopf möglichst weit nach hinten – so weit, dass Sie stabilen Stand bewahren, aber deutlich die Dehnung der Rückenstrecker spüren. Bleiben Sie 10 bis 15 Sekunden in dieser Position.

2 Jetzt führen Sie das rechte Bein etwa einen halben Schritt nach hinten, um die Spannung bzw. das Dehnen der Rückenstrecker zu verstärken. Gehen Sie 6- bis 8-mal langsam in diese maximale Position und dann wieder zurück in die Ausgangsstellung.

129

Das Trainingsprogramm

Mein **täglicher Trainingszirkel**

➤ **Auf kleinstem Raum:**

Ich mache meine Übungen morgens im Bad:
Die Wanne wird dann zum Trainingsgerät. Sie ist stabil und hat die richtige Höhe für meinen Liegestütz. Die anderen Übungen des Zirkels erfordern kaum Platz. Wichtig ist, dass Sie die Reihenfolge der Trainingszonen einhalten – den Anfang bestimmen Sie!

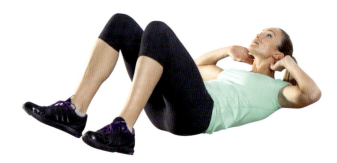

» So schaut es morgens bei mir aus. «

❶ Crunches
Machen einen festen Bauch und trainieren gleichzeitig die Oberschenkelmuskeln, ohne dass der Rücken dabei überstrapaziert wird
S. Trainingsprogramm Seite 76

❺ Stemmen
Erhöht die Kraft der Arme und strafft und festigt Ihr Bindegewebe
S. Trainingsprogramm Seite 67

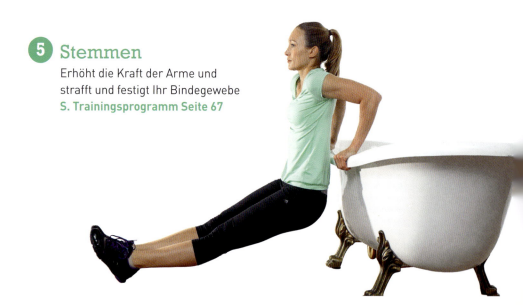

Mein täglicher Trainingszirkel

② Liegestütz
Eine wunderbare Kräftigungsübung für den gesamten Körper
S. Trainingsprogramm Seite 95

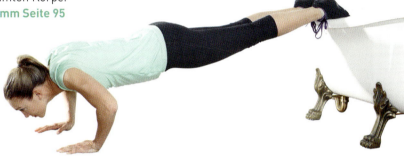

③ Kniebeugen
Kräftigen Oberschenkel und Gelenke und stärken das Gleichgewicht bis in die Fingerspitzen
S. Trainingsprogramm Seite 90

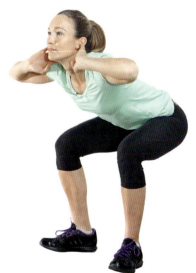

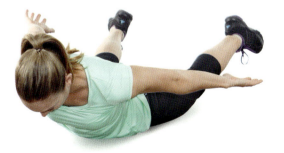

④ Streck-Balance
Stärkt den Rücken und die tiefen Muskeln zwischen den Schulterblättern, aber auch Bauch und Extremitäten
S. Trainingsprogramm Seite 106

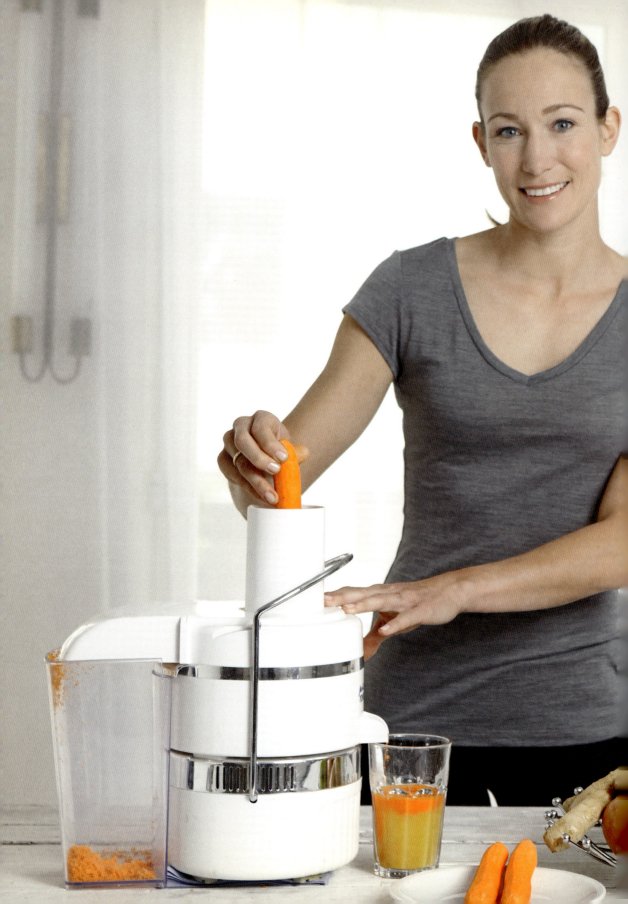

Das Ernährungs- programm

Fitness entsteht nicht nur allein durch Bewegung und Sport. Auch das, was wir essen und trinken, trägt entscheidend zur Leistungsfähigkeit bei – nur wer den Körper mit »guter« Energie auftankt, wird Bestleistungen aus ihm herausholen können. Doch bei der Vielfalt an Lebensmitteln fällt die Auswahl nicht immer leicht. Hier erfahren Sie, worauf es zu achten gilt.

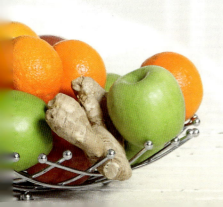

Fit und vital durch richtiges Essen

Zehn Wochen sind eine lange Zeit. Besonders, wenn man sie ziemlich außerhalb der Welt verbringt, in einem abgelegenen Camp nahe El Rocío, irgendwo im Niemandsland von Andalusien. Dort finden die Dreharbeiten für die TV-Abnehmshow »The Biggest Loser« statt, die ich seit ein paar Jahren moderiere. Die 20 schwergewichtigen Kandidaten sollen in dieser Einsamkeit versuchen, so viel wie möglich abzunehmen – durch ein spezielles Sportprogramm, vor allem aber auch durch eine Umstellung ihrer Ernährung. Wie fit sie dabei werden, können die Kandidaten bei wöchentlichen Herausforderungen überprüfen und sich dabei auch so manchen Vorteil für das Wiegen am Ende jeder Woche erkämpfen. Am Schluss winken Sieger oder Siegerin 50 000 Euro.

In diesen zehn Wochen lebe ich sehr intensiv mit Menschen zusammen, die im Laufe ihres Lebens das Normalgewicht um mehr als nur ein paar Kilogramm überschritten haben. Und lerne sie ziemlich gut kennen, höre ihre Geschichten vom Leben, vom Leiden, ihre gescheiterten Diät-Karrieren, ihre Sehnsucht nach mehr Leichtigkeit im Leben. Sie erzählen, wie Übergewicht die Lebensfreude rauben und den Alltag sehr mühsam machen kann. Wie es ist, wenn das Gefühl für den eigenen Körper völlig verloren geht, wie sie zu Gefangenen in ihren eigenen Fettpanzern werden. Ständig haben sie mit Versuchungen zu kämpfen und haben ihnen viel zu oft schon nachgegeben. Pfund um Pfund setzt sich der Frust darüber fest.

> » Wer will, dass sein Körper optimal funktioniert, muss ihm auch geben, was er braucht. «

Ernährungswissen ist wichtig!

Eines erstaunt mich immer wieder: wie wenig Ahnung viele Menschen von dem haben, was sie essen, und erst recht von dem, was es in ihrem Körper anrichtet – trotz vieler Aufklärungskampagnen, Broschüren, Zeitschriftenartikel und Fernsehsendungen. Deshalb ist es vielleicht auch für Sie wichtig, nochmals Ihr Wissen zu rekapitulieren und vielleicht auch das Eine oder andere noch dazuzulernen.

Über Ernährung intensiver nachzudenken verspricht auf den ersten Blick wenig Vergnügen, denn es wird mit Einschränkung und Verboten verbunden, denken sich viele Menschen. Außerdem scheinen sich die Experten ständig wieder neu zu widersprechen. Was ist denn nun der letzte Stand der Empfehlungen? Fett weglassen oder lieber Kohlenhydrate? Tierisches Eiweiß – gut oder schlecht für den Körper? Weniger Salz, auch wenn ich beim Training schwitze? Zucker – für den Kopf oder die Muskeln?

> Das Ernährungsprogramm

Wer will, dass sein Körper optimal funktioniert, muss ihm auch geben, was er braucht. Vernünftige Ernährung ist für jeden von uns – Profisportler oder nicht – die Basis für unsere Gesundheit und Leistungsfähigkeit. Gute Resultate sind mit schlechten Ernährungsgewohnheiten kaum möglich. »Der Mensch ist, was er isst« – dieser Ausspruch des Philosophen Ludwig Feuerbach (1804 – 1872) ist ein Klassiker, aber nach wie vor aktuell.

Regel Nr. 1: Essen Sie nie mehr, als Sie verbrauchen!

In meiner Zeit als Athletin habe ich gelernt, dass es mit der Ernährung so ist wie mit vielen Dingen im Leben: Ein Zuviel oder ein Zuwenig ist nicht gut, es schadet meist mehr, als es nützt. Es kommt also auf eine gesunde Balance an. Die Grundregel dabei ist: Immer nur so viel essen, wie durch Bewegung und andere Körperfunktionen auch wieder verbraucht wird. Doch wie viel braucht der Organismus?

Nährstoffe und ihre Energie

Bei der Bewertung von Lebensmitteln kommt es nicht nur auf die Kalorienzahl an, sondern auch darauf, welchen Nährwert ihre einzelnen Bestandteile haben, was sie also für den Körper leisten:

Energie	Makronährstoffe
Kohlenhydrate (4 kcal/g)	Einfach-, Zweifach- und Mehrfachzucker als Energielieferanten
Fette (9 kcal/g)	Fette und Cholesterin als Energiereserve und für die Elastizität der Gefäße
Proteine (4 kcal/g)	Stütz-, Gerüst- und Blutproteine
Alkohol (7 kcal/g)	–
Ballaststoffe (2 kcal/g)	unverdauliche Mehrfachzucker und Nahrungsfasern

Quelle: Alexandra Schek: Ernährung im Top-Sport, S. 8

Stellen Sie sich vor, dass alles, was Ihr Körper an einem Tag braucht, gerade in einen Topf passen würde. Macht es da Sinn, den größten Teil des Gefäßes mit Kalorien aus Softdrinks, Pommes oder Süßigkeiten zu füllen? Nein. Natürlich nicht. Gegen wohldosierten Genuss ist gar nichts zu sagen, aber sich mal eben gedankenlos etwas in den Mund zu schieben oder zu schütten, kann erhebliche Folgen haben: Um den Inhalt einer Dose Softdrink abzuarbeiten, müssen wir im Schnitt 25 Minuten flott Fahrrad fahren oder eine ähnliche Aktivität ausführen.

Regel Nr. 2: Essen Sie bewusst!

» Kohlenhydrate sind pure Energie, der Brennstoff für Muskeln und Gehirn, Nervennahrung und Stimmungsmacher, außerdem auch Energiereserve. «

Fast Food, Kantinenfutter und in der Mikrowelle aufgewärmte Fertigprodukte – immer mehr Menschen ernähren sich inzwischen so. Die Kultur des gemeinsamen Genießens ist uns verloren gegangen: zusammen kochen und essen – wo findet man das noch? Wir essen nebenbei, »to go«. Das tut unserer Verdauung nicht gut. Vor allem aber ist die dabei verzehrte Nahrung zu süß, zu salzig. Und zu viel. Wie schafft man das, nicht zu viel zu essen? Meine Tipps dazu sind nicht wirklich neu, aber von mir erprobt und erfolgreich:

- Frühstücken Sie vollwertig – das liefert Energie für den gesamten Tag und baut Heißhungerattacken vor. Heißhunger führt zum Verzehr von zu vielen Kalorien.
- Greifen Sie grundsätzlich zum kleinen Teller, und warten Sie fünf Minuten, bevor Sie ein zweites Mal nehmen - der entscheidende Trick am Büffet. Bis das Sättigungsgefühl im Kopf ankommt, dauert es einige Zeit.
- Wenn Sie ein längeres Ausdauer- oder Krafttraining absolvieren, dann essen Sie zuvor eine Kleinigkeit. Diese Kalorien liefern die notwendige Energie, werden aber sofort verbrannt. (Als aktive Sportlerin habe ich vor jedem Training ein Vollkornbrot mit Honig gegessen – langkettige Kohlenhydrate für die Ausdauer und kurzkettige Zucker für die Kraft.)

Regel Nr. 3: Keine Angst vor Kohlenhydraten

Kohlenhydrate sind in der aktuellen Ernährungsdebatte ziemlich in Verruf geraten – als Mitschuldige für die massive Zunahme von Übergewichtigen. Doch Kohlenhydrate sind sehr differenziert zu betrachten. Es gibt »gute« und »böse« unter ihnen. Das hängt davon ab, ob es sich um langkettige oder kurzkettige Kohlenhydraten handelt.

Zucker ist Brennstoff pur

Kohlenhydrate sind pure Energie, der Brennstoff für Muskeln und Gehirn, Nervennahrung und Stimmungsmacher, außerdem auch Energiereserve. Bei der Verdauung werden sie zu Einfachzucker zerlegt, der mit dem Insulin, das die Bauchspeicheldrüse produziert, zu den und in die Zellen geschleust wird.

Je komplexer die Molekülstruktur der Kohlenhydrate ist, desto länger dauert dieser Vorgang. Der Vorteil solcher langkettigen Kohlenhydrate ist, dass die Bauchspeicheldrüse keine plötzlichen Spitzenlasten bewältigen muss, sondern kontinuierlich ihren Dienst tut. Weil sich der Blutzuckerspiegel nur langsam senkt, lässt sich der nächste Hunger Zeit.

Völlig anders ist das bei kurzkettigen Kohlenhydraten, wie sie in Zucker, poliertem Reis und weißem Mehl, also auch in Weißbrot, Nudeln und Kuchen sowie in vielen Fast-Food-Produkten stecken. Sie werden rasch zerlegt und stehen unserem Organismus deshalb in kurzer Zeit zur Verfügung, Manchmal ist das sinnvoll, zum Beispiel ein Stück Traubenzucker beim Bergsteigen oder während einer Prüfung, um das Gehirn, das allein 30 Prozent unserer Energie beim Denken verbraucht, in Schwung zu halten. Dieser Energieschub putscht uns zu Höchstleistungen, ist aber sehr schnell verbraucht.

Blutzucker-Jo-Jo

Wenn der Blutzuckerspiegel sehr rasch ansteigt, bekommt die Bauchspeicheldrüse von Rezeptoren im Blut den Befehl, immer mehr Insulin zu produzieren, um den Brennstoff zu den Körperzellen zu schleusen. Danach sinkt der Blutzuckerspiegel abrupt ab, deshalb verspüren wir nach nicht mal zwei Stunden schon wieder Hunger – meist Heißhunger, der mit »schlechten« Kohlenhydraten (Süßigkeiten, Snacks oder Softdrinks) am schnellsten zu befriedigen ist. Doch auch dieses Sättigungsgefühl hält nicht lange vor. Wiederholt sich dieser Vorgang häufig – das ist das, was für unsere Fast-Food-Gesellschaft so gefährlich ist – dann kommt es zu einem sogenannten Metabolischen Syndrom: Die Zellen können keine weitere Energie mehr aufnehmen und entwickeln eine Unempfindlichkeit gegenüber der ständigen Nahrungszufuhr (Insulin-Resistenz), Die Bauchspeicheldrüse be-

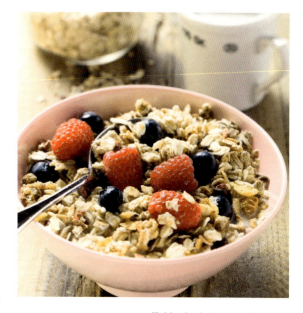

Kohlenhydrate aus einem Müsli zum Frühstück lassen den Blutzuckerspiegel nur langsam ansteigen – so bleibt man lange satt und leistungsfähig.

kommt aber weiterhin die Meldung, dass zu viel Zucker im Blut kreist und schüttet immer mehr Insulin aus. Irgendwann erschöpft sie und der Mensch erkrankt an Diabetes Typ 2, er wird zuckerkrank. Dieses Zivilisationsleiden, das ursprünglich eine Krankheit des höheren Lebensalters ist, befällt immer jüngere Menschen, selbst schon Kinder, die übergewichtig sind. Es ist eine weltweite Epidemie mit ungeahnten Folgen, denn als Folge von Übergewicht und Diabetes wächst auch das Risiko von Herz-Keislauf-Erkrankungen und Krebs.

Sie müssen nicht ständig auf Weißbrot oder luftige Semmeln verzichten – auch ich gönne mir solche Leckereien ab und an. Aber Sie müssen sich zum Ausgleich bewegen. Die volle Leistung können Sie nach einem Croissant allerdings nicht erbringen: Wenn bei mir ein hartes Training auf dem Programm stand und ich beim Essen »gesündigt« hatte, bin ich regelmäßig schon nach der ersten Leistungseinheit in den Unterzucker gerutscht. Nichts ging mehr. Völlig anders war das, wenn ich vorher Vollkornprodukte gefrühstückt hatte.

» Zu gesunder Ernährung gehört auch Fett. Ähnlich wie bei den Kohlenhydraten lohnt es sich, auf die Unterschiede zu achten. In Maßen genossen sind viele Fette wertvoll und notwendig. «

Regel Nr. 4: Vollwert lohnt sich

Vollkornbrot, Müsli und ungeschälter Reis liefern nicht nur nachhaltige Energie aus langkettigen Kohlenhydraten – sondern auch »Mehrwert«: In den Schalen und Häuten stecken neben Mineralstoffen und Vitaminen besondere sekundäre Pflanzeninhaltsstoffe, die für Farbe, Geruch und Schutz der Pflanzen zuständig sind und sehr häufig schützende Wirkungen auf den Organismus haben, das Immunsystem stärken, Krebs entgegenwirken oder die Gefäße schützen. Je weniger diese Lebensmittel verarbeitet wurden und je frischer sie sind, desto höher ist der Gehalt an diesen pharmakologisch wirksamen Substanzen. Es lohnt sich also, »vollwertig« und frisch zu essen. Wenn Sie die Rückstände aus Spritzmitteln dabei vermeiden wollen, wenn Sie die Schalen mit verwerten, dann sollten Sie Lebensmittel aus biologischer Produktion kaufen.

Regel Nr. 5: Gesunde Fette sind wichtig

Zu gesunder Ernährung gehört auch Fett. Lange Zeit galt Fett als der Superbösewicht, als der pure Dickmacher. Je weniger Fett, desto besser, lautete das Dogma. Fettreduzierte Lebensmittel wurden propagiert und kurbelten die Lebensmittelindustrie an, ein riesiger Markt an Lightprodukten wurde geschaffen.

Doch nach ein paar Jahren stellte sich heraus, dass das einen gegenteiligen Effekt hatte: Weil Lightprodukte suggerierten, durch weniger Fett

> Das Ernährungsprogramm

weniger Kalorien zu bieten, aßen die Konsumenten mehr von diesen meist industriell hoch verarbeiteten Lebensmitteln. In der Summe lebten sie also ungesünder, als wenn sie sich ausgewogen ernährt hätten. (Ähnliches gilt übrigens für die bis vor Kurzem noch als Diabetikerprodukte beworbenen zuckerfreien Lebensmittel.)

Fett ist nämlich nicht gleich Fett. Ähnlich wie bei den Kohlenhydraten lohnt es sich, auf die Unterschiede zu achten. Zwar enthalten alle Fette einen vergleichsweise hohen Anteil an Kalorien – mehr als doppelt so viel wie Kohlenhydrate und Eiweiß – und sind deshalb wirkliche Dickmacher. Doch in Maßen genossen, sind viele Fette wertvoll und notwendig für den menschlichen Stoffwechsel. Unter anderem sorgen sie für die Aufnahme der fettlöslichen Vitamine A, D, E und K aus dem Darm. Fettpolster schützen außerdem die inneren Organe und isolieren unseren Körper gegen Kälte. Sie sind ein zentrales Energiereservoir und tragen zur Bildung wichtiger Hormone bei.

Allerdings leiden wir in Europa keinesfalls an Fettmangel: Wir nehmen im Schnitt 40 Prozent unseres Kalorienanteils aus Fetten zu uns. Sportliche und aktive Menschen sollten diesen Anteil auf 25 bis 30 Prozent reduzieren, um mehr Energie zu gewinnen. Denn die Fettverdauung behindert den Kohlenhydratstoffwechsel und bremst auch die Verwertung von Eiweiß.

Fette sorgfältig auswählen

Viele Fette sieht man nicht. Vor allem in Wurst sind sie oft unsichtbar. Fettanteil und Kaloriengehalt werden deshalb häufig unterschätzt. **Bevorzugen Sie pflanzliche Fette**, sie sind gesünder. Aber auch sie haben es manchmal in sich. In den folgenden Beispielen wird der ungefähre Fettanteil für 100 g des Lebensmittels angegeben:

- Mayonnaise enthält 80 g (alternativ: Jogurtsaucen, 4 g Fett)
- Blätterteig enthält 33 g (alternativ: Strudelteig, 4,5 g)
- Macadamia-Nüsse enthalten 73 g (alternativ: Cashew, 42 g)
- Thunfisch enthält 16 g (alternativ: Forelle, 3 g)
- Sauce hollandaise enthält 53 g (alternativ: Tomatensauce, 2 g)
- Teewurst enthält 38 g (alternativ: Putenwurst, 2 g)
- Nudel-Pesto enthält 56 g (alternativ: Gemüsesaucen, 8 g)
- Wiener Würstchen 80 g (alternativ: Sojawürstchen 34 g)

Übrigens nehme ich die Butter immer rechtzeitig aus dem Kühlschrank. Wenn sie weich ist, lässt sie sich besser streichen – und ich verwende weniger.

Mehr Omega-3-Fettsäuren!

Einige – essenzielle, also lebensnotwendige – Fettsäuren, kann der Körper nicht selbst herstellen. Unser Organismus ist auf ihre Zufuhr von außen, das heißt über die Nahrung angewiesen. Das sind die mehrfach ungesättigten Omega-3- und Omega-6-Fettsäuren.

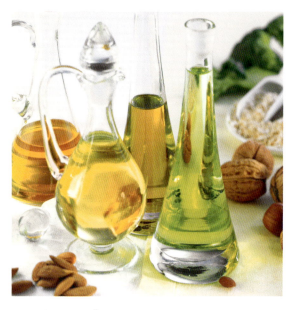

Pflanzliche Öle bringen durch ihr intensives Aroma Abwechslung in die Küche und versorgen den Körper zugleich noch mit lebenswichtigen Fettsäuren.

Die Omega-3-Fettsäuren (Alpha-Linolensäure) bremsen entzündliche Prozesse wie Neurodermitis, verbessern die Augenkraft und schützen vor Herz-Kreislauf-Erkrankungen. Lieferanten dieser Substanz sind unter anderem: Nüsse, Samen, Blattgemüse, Walnussöl, Leinöl und Fische, die sich von Algen ernähren, besonders Lachs. Einen besonders hohen Gehalt an Omega-3-Fettsäuren finden Sie in den seit Kurzem auch bei uns erhältlichen südamerikanischen Chia-Samen (im Bioladen oder Reformhaus).

Omega-6-Fettsäuren sind wichtig für das Wachstum, zur Wundheilung oder zur Abwehr von Infektionen. Sie fördern aber gleichzeitig auch Botenstoffe, die Entzündungen begünstigen. Außerdem sind sie zehnmal häufiger in der Nahrung enthalten – unter anderem in Sonnenblumen- und Traubenkernöl, fettreichen tierischen Lebensmitteln wie Hühnerfett oder Schweinespeck sowie in Eiern.

Deshalb sollten sie auf ein möglichst optimales Verhältnis der beiden essenziellen Fettsäuren achten. Ihre Nahrung sollte nicht mehr als viermal so viel Omega-6- wie Omega-3-Fettsäuren enthalten.

Besser pflanzliche als tierische Fette

Als wohlschmeckende Gesundheitskost berühmt geworden ist die »mediterrane Kost« der Spanier, Italiener und Griechen. Ein Großteil ihres Erfolgs wird auf den hohen pflanzlichen Anteil geschoben, das Gemüse, aber auch die einfach oder mehrfach ungesättigten pflanzlichen Fettsäuren, zum Beispiel in Oliven- oder Rapsöl. Sie senken das Risiko für Herz-Kreislauf-Erkrankungen und Krebs. Besonders gesund ist das

Leinöl, das einen hohen Anteil an Omega-3-Fettsäuren enthält, allerdings einen intensiven, eher bitteren Geschmack hat. Starköche wie Alfons Schuhbeck mischen Leinöl deshalb in ihren morgendlichen Joghurt, das nimmt ihm die Strenge.

Tierische Produkte liefern hingegen vor allem gesättigte Fette, die den Stoffwechsel negativ beeinflussen: Sie erhöhen den Anteil an LDL (low-density lipoprotein) im Cholesterin, das für die Arterienverkalkung verantwortlich gemacht wird. Sie tragen außerdem zur Erhöhung des Infarkt- und Krebsrisikos bei. Völlig vermeiden sollten wir die Transfettsäuren, die nicht in der Natur vorkommen, sondern die erst bei der industriellen Herstellung von Lebensmitteln (Snacks, Fertignahrung) entstehen.

Regel Nr. 6: Eiweiß ist der Baustoff des Lebens

Eiweiß, also Proteine – das fällt jedem zuerst als Nährstoff ein, wenn es um Kraftsport und Muskeln geht. Die Fitness-Studios bieten Eiweißdrinks in Hülle und Fülle an, viele werben auch für entsprechende Nahrungsergänzungsmittel. Dabei ist unsere Nahrung ohnehin schon eiweißlastig, und ich persönlich habe selbst als aktive Sportlerin nie auf solche Produkte zurückgegriffen. Denn wir sind in der Regel sehr gut mit Eiweiß aus pflanzlichen und tierischen Quellen versorgt.

Was macht Eiweiß im Körper? Zunächst einmal ist es der Oberbegriff für eine Fülle lebenswichtiger Verbindungen aus Aminosäuren, den Bausteinen des Lebens. In Magen und Darm wird eiweißreiche Nahrung zu Aminosäuren zerlegt, die dann in unserem Organismus für den Bau von Muskelfasern und Zellwänden, Enzymen und Hormonen verwendet werden. Bei besonderen Anstrengungen und körperlichen Grenzbelastungen wie zum Beispiel langem Fasten greift der Organismus auf seine Eiweißdepots zurück und nutzt sie sogar zur Energiegewinnung. Dann baut er Muskelmasse ab.

Damit der Körper mit rund 70 Billionen Zellen, Blut, Abwehrstoffen, Enzymen und Hormonen versorgt ist, benötigt er täglich eine bestimmte Menge Eiweiß (Protein). Wie viel genau, das hängt vom Alter und den körperlichen Beanspruchungen ab. Mangelt es dem Körper an Eiweiß, gerät er sofort aus dem Lot. Das Immunsystem bricht zusammen, wir werden anfälliger für Infektionen. Haare fallen aus, die Libido lässt nach, die Verdauung gerät durcheinander; es kommt zu Konzentrations- und Gedächtnisstörungen. Die Muskulatur baut rapide ab. Wir sollten 15 Prozent unseres Energiebedarfs aus Proteinen decken.

» Wir sollten 15 Prozent unseres Energiebedarf aus Proteinen decken. «

Was sind gute Eiweißquellen?

Tierisch oder pflanzlich – das ist hier die Frage. Milch, Fisch, Eier und Fleisch sind die häufigsten Eiweißquellen. Aber auch pflanzliche Lebensmittel wie Getreide, Kartoffeln und Hülsenfrüchte (z.B. Linsen) enthalten wertvolles Eiweiß. Es ist für den Körper sogar leichter aufschließbar als das aus tierischen Quellen.

Haben Vegetarier genügend Eiweiß für ihr Training? Früher propagierte die Trainingswissenschaft vor allem Fleisch als Eiweiß- (und Eisen-)träger, inzwischen ist man kritischer geworden, was tierische Produkte und ihre gesundheitlichen Folgen angeht und forscht stärker über den Einsatz von Lebensmitteln pflanzlicher Herkunft.

Selbst mit veganer Kost kann man erfolgreich Leistung erbringen. Man muss sich dann allerdings sehr bewusst ernähren, viel über die Bestandteile der Nahrung wissen und gezielt eiweißreich essen. Gemüse, Getreide und Obst nämlich liefern insgesamt weniger Eiweiß als tierische Produkte. Pflanzliche Proteine besitzen auch nicht genau dasselbe Spektrum an Aminosäuren. Sie werden schneller vom Körper wieder abgebaut.

Hitliste der Eiweiß-Spender

Tierisches Eiweiß kann der Körper besonders gut verwerten, aber in größeren Mengen birgt es Gesundheitsrisiken. Pflanzliches Eiweiß hat diesen Nachteil nicht, baut sich aber schneller wieder ab. Hier die Hitliste der Lebensmittel, deren biologische Wertigkeit in Bezug auf Eiweiß besonders hoch ist, das heißt, das in ihnen enthaltene Protein kann der Körper zu einem hohen Prozentsatz zu körpereigenem Eiweiß umbauen:

Lebensmittel	Biologische Wertigkeit
Hühnerei	94 %
Milch	86 %
Fisch	80 %
Schweinefleisch	76 %
Rindfleisch und Geflügel	74 %
Soja	72 %
Hefe	68 %
Kartoffel	67 %
Weizenmehl	35 %
Erbsen	30 %

Das Ernährungsprogramm

Muskelaufbau lässt Fettpolster schmelzen

Durch den gezielten Aufbau von Muskelmasse kann man den Grundumsatz des Körpers verändern. Wer eiweißreich isst, verbraucht Energie zur komplexen Verdauung der Proteine, und diese bezieht der Organismus aus seinen eigenen Fettreserven. Er baut sie also ab.

Auch der Erhalt der Muskeln kostet Energie. Steigert sich die Kraft und wachsen die Muskeln, verlangt der Organismus nach mehr Proteinen – dann kann man mehr essen, ohne zuzunehmen, wenn das Gewicht der Ernährung auf Proteinen und Kohlenhydraten liegt und mit Fett sparsam umgegangen wird. Mit diesem Wissen sollten sich auch Frauen davon überzeugen lassen, dass sie von Krafttraining profitieren. Von Natur aus lagern sie nämlich mehr Fett ein – als Energiereserve für Notzeiten und als Hormondepot. Während der männliche Körper idealerweise aus nicht mehr als 25 Prozent Fett besteht, sind es bei Frauen 30 Prozent.

Keine Pillen oder Drinks

Ich persönlich habe übrigens nie Eiweißkonzentrate und andere Nahrungsergänzungsmittel zu mir genommen. Sie sind mitunter aus dubiosen Quellen. Außerdem kann man Muskeln auch nicht einfach »aufblasen«: Ihr Wachstum steigert sich nicht kontinuierlich mit der Eiweißaufnahme, so wie die Fettpolster wachsen, wenn wir Fett essen. Ohne die Anstrengung unserer körperlichen Arbeit werden die Proteine nicht zum Muskel. Eine Überdosis an Eiweiß wird mit dem Urin ausgeschieden. Auf längere Sicht schädigt das die Nieren. Eiweiße sollten also regelmäßig, aber in Maßen zugeführt werden. Steigern Sie die Aufnahme nur langsam.

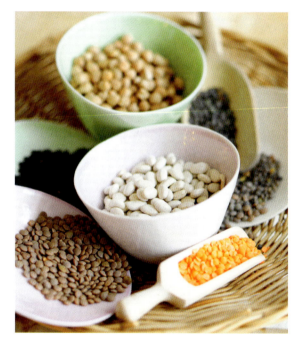

Hülsenfrüchte sind richtige kleine Kraftpakete: Sie liefern hochwertiges pflanzliches Eiweiß, »gute« Kohlenhydrate und jede Menge Vitamine und Mineralstoffe.

Supergesund: Hülsenfrüchte

Linsen, Bohnen und Erbsen zählen zu den besten pflanzlichen Eiweißlieferanten. Sie sind deshalb nicht nur für aktive Menschen eine ideale Nahrung. Zum Eiweiß bieten sie mit 50 bis 70 Prozent hochwertigen Kohlenhydraten einen nachhaltigen Energievorrat für den Körper. Außerdem enthalten Hülsenfrüchte das Muskelvitamin B_1, das die Nerven stärkt und für den Muskelstoffwechsel wichtig ist (Nicht-Vegetarier können sich

Vitamin B$_1$ auch aus Schweinefleisch holen). Wichtig für das Herz-Kreislauf-System und die Muskeln ist auch Kalium, das bei intensiver Anstrengung mit ausgeschwitzt wird – es dient unter anderem dazu, die Nervenreize auf die Muskeln zu übertragen. Eine einzige Portion weiße Bohnen (75 g) reicht schon dazu aus, etwa die Hälfte des Tagesbedarfs an Kalium zu decken.

Ein ausreichender Anteil an Eisen in der Nahrung ist wichtig, um rote Blutkörperchen zu bilden, das Hämoglobin. Es transportiert den Sauerstoff zu den Organen und den Muskeln. Hirse zum Beispiel enthält sehr viel Eisen. Eine Portion davon deckt bereits mehr als die Hälfte des Tagesbedarfs. Da Eisen aus pflanzlichen Quellen schlechter vom Organismus aufgeschlossen wird, empfiehlt es sich, die Hülsenfrüchte oder das Getreide mit Vitamin C zu kombinieren, zum Beispiel ein Glas Apfelsaft dazu zu trinken. Besonders viel Magnesium steckt in dem Inka-Korn Quinoa, und Linsen sind reich an Zink, was nicht nur das Immunsystem stärkt, sondern auch die Leistung ankurbelt. Hülsenfrüchte enthalten außerdem Kupfer und besonders viele bioaktive Substanzen, sogenannte sekundäre Pflanzeninhaltsstoffe. Ein Beispiel dafür sind die Saponine, sie hemmen Entzündungen und schützen vor Krebs, außerdem beeinflussen sie den Cholesterinspiegel positiv. Hülsenfrüchte senken zudem den Blutzuckerspiegel.

> » Ein ausreichender Anteil an Eisen in der Nahrung ist wichtig, um rote Blutkörperchen zu bilden, das Hämoglobin. Es transportiert den Sauerstoff zu den Organen und Muskeln. «

Regel Nr. 7: Vital durch Vitamine

Vitamine sind organische Verbindungen, die im Körper dafür sorgen, dass wichtige Stoffwechselfunktionen überhaupt erst stattfinden können. Die meisten von ihnen können wir in unserem eigenen Organismus nicht produzieren, sondern müssen sie aus Gemüse und Obst, aber auch Fleisch, Fisch und Milchprodukten aufnehmen. Welche sind für unsere Fitness besonders wichtig?

Vitamin D steht da an erster Stelle, denn es sorgt für starke und widerstandsfähige Knochen, indem es das aufgenommene Kalzium mineralisiert und mit dafür sorgt, dass es die Knochen stärkt. Gleichzeitig ist es eine Ausnahme unter den Vitaminen: Wir können Vitamin D aus Cholestin mithilfe von Sonnenlicht selbst synthetisieren. Die dabei aufgebaute Menge reicht jedoch in unseren Breitengraden und bei unserem Lebensstil nicht ganz aus, deshalb müssen wir noch Vitamin D aus der Nahrung beziehen.

Die wichtigsten Quellen sind tierischer Natur: Fisch, Eier, Milch und Leber enthalten besonders viel Vitamin D. Bei den pflanzlichen Lebensmitteln

Das Ernährungsprogramm

Was wir von Schlanken lernen können

»Ja du, du hast es gut – du bist ja von Natur aus schlank.« Diesen Satz höre ich immer wieder. Stimmt, ich bin schlank und habe, wie viele mir körperlich ähnlichen Menschen, auch einfach Glück mit meinen Erbanlagen, die mich nicht leicht zunehmen lassen. Und es stimmt natürlich: Nicht alle, die schlank sind, machen wie ich regelmäßig Sport. Aber die meisten doch. Sie sind in ihrer Freizeit aktiv. Sie gehen häufig spazieren, viele wandern gerne, schwimmen oder sie sind häufig mit dem Rad oder Inlinern unterwegs. Sie haben einfach Spaß an der Bewegung und werden nervös, wenn sie mal zur Ruhe gezwungen werden.

Vor allem haben alle Schlanken sehr viel Bewusstsein, was ihre tägliche Ernährung angeht und ihre Art zu essen.

Der Ernährungswissenschaftler Nicolai Worm empfiehlt in seinem Buch »Diätlos glücklich«, nicht immer nur den Fokus auf die Fehler der Übergewichtigen zu legen, sondern uns lieber daran zu orientieren, was Schlanke eigentlich besser machen. Diese Perspektive führt uns weg vom ewigen »Das darfst du nicht« hin zum »So geht es besser«. Statt sich ständig mit Verboten herumzuschlagen, sollten wir uns lieber an Vorbildern orientieren, die schaffen, was auch wir erreichen möchten.

Was also fällt am Lebensstil der meisten Schlanken auf?

- Sie sind achtsamer mit sich und ihrer Umgebung. Das führt dazu, dass sie bewusster essen und ein immer besseres Gefühl dafür entwickeln, was ihnen und ihrem Körper guttut und was weniger. Natürlich gönnen sie sich auch mal was, eine verlockende Praline zum Beispiel. Aber dann zelebrieren sie jede einzelne mit Genuss. Und bekommen deshalb auch kein schlechtes Gewissen.
- Schlanke essen meistens nur, bis sie satt sind, und nicht, bis der Teller leer ist.
- Schlanke sind überdies wählerisch beim Essen. Sie legen Wert auf möglichst frische, unverarbeitete Nahrung. Häufig kaufen sie biologisch erzeugte Lebensmittel, schon weil sie mit Fertigprodukten wenig anzufangen wissen. Sie legen Wert auf Ästhetik auf dem Teller und auf entspannte Atmosphäre beim Essen. Dann muss es auch keine Luxusdelikatesse sein.
- Schlanke Menschen frühstücken fast immer und essen generell regelmäßiger. Sie wissen, dass ihr Energiehaushalt dann ausgeglichener ist, als wenn sie Mahlzeiten auslassen. Ihr Blutzuckerspiegel ist stabil, Heißhunger hält sich in Grenzen.
- Vielleicht auch deshalb können sich schlanke Menschen beim Essen zurückhalten. Ihre Augen sind nicht größer als ihr Magen.
- Schlanke Menschen gleichen »Sünden« umgehend aus, zum Beispiel durch Bewegung. Und sie haben auch noch Spaß dabei.
- Schlanke Menschen realisieren schneller als andere, wenn sie Frust oder Stress mit Essen kompensieren wollen. Sie gehen dann eher mal ins Sportstudio, um sich abzureagieren.
- Schlanke Menschen fasten häufiger irgendwann im Laufe des Jahres – weniger, um abzunehmen, sondern um ihre innere Mitte wieder zu finden und Ruhe. Andere gehen dazu in die Natur. Beides hilft, um die Sinne für die Wahrnehmung des eigenen Körpers zu schulen.

sind es Avocado und Champignons. Die Deutsche Gesellschaft für Ernährung empfiehlt den Verzehr von 20 Mikrogramm Vitamin D täglich. In unserer Nahrung stecken nur 2 bis 4 Mikrogramm.

Kraftpakete B_1 und B_6

Die Vitamine der B-Gruppe sind echte Kraftpakete: B_1 hilft bei der Umwandlung von Kohlenhydraten in Energie – der Mangel an dieser Substanz mindert die Ausdauer. Außerdem ist Vitamin B_1 gut für unser Nervensystem. Vitamin B_6 hat eine entscheidende Rolle bei der Proteinsynthese, ist also wichtig für den Muskelaufbau. Vitamin B_{12} wirkt im Gehirn und verbessert dort Konzentration und Koordination. Es hat Aufgaben beim Zellwachstum und verbessert generell die Belastbarkeit. Umgekehrt äußert sich ein Mangel in einem intensiven Schwächegefühl. Vitamin B_{12} ist in Fleisch und Milchprodukten enthalten. Veganer nehmen es in Tablettenform ein. Im Unterschied zu den anderen Vitaminen dieser Gruppe kann der Organismus B_{12} speichern.

Vitamin B_6 ist ein zentraler Faktor im Aminosäurestoffwechsel. Je mehr Proteine wir zu uns nehmen, desto mehr Vitamin B_6 wird benötigt. Es ist aber in vielen Lebensmitteln tierischer wie pflanzlicher Natur enthalten, besonders in Milchprodukten, Hülsenfrüchten, Vollkorn und Nüssen.

Wenn wir uns ausgewogen und frisch ernähren, nehmen wir alle Vitamine in ausreichenden Mengen zu uns.

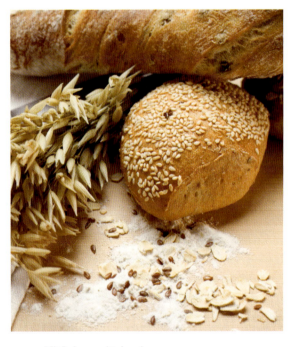

Mit Lebensmitteln wie Vollkornbrot, Kartoffeln oder Obst können Sie die empfohlene Menge von 30 Gramm Ballaststoffen täglich problemlos erreichen.

Regel Nr. 8: Ballaststoffe bringen Benefit!

Nicht alle Teile der Pflanzen können vom Organismus verwertet werden – das gilt auch für Gemüse, Vollkorn und Obst. Diese Ballaststoffe erfüllen dennoch wichtige Aufgaben und sind alles andere als nutzlos. Meistens sind es Fasern aus Häuten und Schalen, die Volumen nicht nur auf den Teller bringen. Im Magen erzeugen Ballaststoffe ein Sättigungsgefühl und im Darm beschleunigen sie den Transport des Nahrungsbreis – das verringert das Risiko von Darmentzündungen und Krebs.

Außerdem schonen Ballaststoffe die Magenschleimhaut, indem sie die Ausschüttung von Säure bremsen. Im Darm aktivieren sie zahlreiche Enzyme. Es gibt nicht nur feste Ballaststoffe, die vor allem in den Randschichten (Schalen) von Obst und Gemüse sind, sondern auch solche wie das Pektin, das zum Beispiel im Fruchtfleisch von Äpfeln zu finden ist. Durch seine Fähigkeit, Wasser zu binden, quillt es auf und kleidet den Darm aus. So schützt es ihn vor Verletzungen und bindet Giftstoffe, die dann schneller abtransportiert werden.

Studien zufolge haben die Ballaststoffe in Getreide, Obst und Gemüse viele positive Funktionen für die Gesundheit. Sie reduzieren das Risiko von Zwölffingerdarmgeschwüren, Brustkrebs, Eierstockkrebs, Herzinfarkten und Fettstoffwechselstörungen. Wir sollten deshalb täglich mindestens 30 Gramm Ballaststoffe verzehren. Schon mit einer Portion Müsli (mit Joghurt und Obst der Saison) zum Frühstück können wir einen Großteil dieses Bedarfs decken.

Regel Nr. 9: Gewürze sind mehr als Geschmack

Gewürze verbessern nicht nur das Aroma eines Gerichts. Der Münchner Sternekoch Alfons Schuhbeck experimentiert seit Langem mit den immunstärkenden und leistungsfördernden Eigenschaften von Kräutern. Seit 27 Jahren kocht Schuhbeck für den FC Bayern München und setzt dort gezielt, wie er sagt, »Zündkerzen« wie Chili, Fenchel, Koriander, Kardamom, Knoblauch und natürlich Ingwer ein.

Gewürze, die schon in der mittelalterlichen Klostermedizin wie Heilkräuter eingesetzt wurden und wie diese eine pharmakologische Wirkung entfalten, haben antibakterielle oder entzündungshemmende Eigenschaften. Sie entgiften den Körper, regen die Produktion von Verdauungsenzymen an, senken Blutfette und stärken das Herz-Kreislauf-System.

Chili brennt auch in den Zellen

Besonders anregend für den Stoffwechsel ist die Chilischote. Diese Paprika-Art enthält besonders viel des Inhaltsstoffes Capsaicin, der für die chrakteristische Schärfe verantwortlich ist. Scharfes erzeugt Thermogenese: Das bedeutet, dass bei der Verarbeitung solcher Lebensmittel so viel Energie verbraucht wird, dass wir sie als Wärme abgeben. Nicht ohne Grund bekommen wir beim Essen eines scharfen chinesischen oder indischen Gerichts einen roten Kopf – als wären wir mitten im Training.

Chili wird häufig als Fettkiller bezeichnet, denn das Capsaicin greift besonders die Fettzellen an. Ideal ist daher eine scharf-würzige Mahlzeit direkt nach dem Training – sie verlängert die erhöhte Stoffwechselaktivität durch die körperliche Bewegung und sorgt dafür, dass überschüssige Kalorien unmittelbar wieder verbrannt werden. Außerdem fördert Scharfes die Durchblutung der Magenschleimhäute und sorgt dadurch für eine schnellere Aufnahme der Nährstoffe. Nur nicht übertreiben. Asiaten haben eine höhere Rate an Magenkrebs, und ihr scharfes Essen steht im Verdacht, das mit auszulösen.

Wer scharfes Essen nicht verträgt, kann sich langsam daran gewöhnen – und ähnlich wie beim Training den Effekt steigern. Bereits einige zusätzliche Prisen schwarzer Pfeffer haben Wirkung: Sie steigern den Stoffwechsel um bis zu 8 Prozent. Probieren Sie auch die vielfältigen Varianten von Schärfe aus: Es muss nicht immer Chili sein, und unterschiedliche Paprikasorten wie italienische Peperoni, mexikanische Jalapeños oder Cayenne, ungarische Paprika oder Thai-Chili bringen jeweils ganz unterschiedliche Formen von Schärfe mit. Für ganz Empfindliche: In den traditionellen Currys mildert die Zugabe von ein wenig Kurkuma die Schärfe ab. Kurkuma übrigens stabilisiert den Blutzuckerspiegel. Das gelbe Pulver aus der asiatischen Wurzel wirkt nicht nur schützend vor Krebs, sondern es bremst auch die Umwandlung von Nährstoffen zu Fettzellen.

» **Ingwer ist ein echter Leistungssteigerer. Seine Inhaltesstoffe können die Aktivität des Stoffwechsels um bis zu 20 Prozent erhöhen.** «

Ingwer ist ein echter Leistungssteigerer: Seine Inhaltsstoffe können die Aktivität des Stoffwechsels um bis zu 20 Prozent erhöhen, da sie die Gefäße erweitern sowie Durchblutung und Gallenfluss anregen. Man kann Ingwer vielfältig in der Küche einsetzen, ohne dass er dominant wird – er wirkt auch im Hintergrund.

Auch Zimt hilft beim Abschmelzen der Fettpolster: Es senkt den Blutzuckerspiegel (auch das Cholesterin) bereits in geringer Dosierung und verbessert gleichzeitig die Fähigkeit der Zellen, Nährstoffe zu verwerten. Hier sollten Sie jedoch beim Kauf darauf achten, dass Sie keinen Cassia-Zimt aus China erhalten, der wegen seines geringeren Preises auch häufig in Fertiggerichten und Gewürzmischungen steckt. Er enthält den schon in kleinen Mengen für viele Menschen leberschädigenden Inhaltsstoff Cumarin. Fragen Sie nach gezielt nach Ceylon-Zimt, der deutlich weniger Cumarin enthält, allerdings auch etwas teurer ist.

Regel Nr. 10: Trinken nicht vergessen!

Das Leben kommt aus dem Meer. Der Embryo wächst in einer mit Flüssigkeit gefüllten Blase heran. Wasser ist das Medium des Lebens. Unser Körper besteht zu über 70 Prozent daraus.

Flüssigkeit spielt also im Körper eine zentrale Rolle. Sie ist das Medium des Stoffwechsels, der rund 70 Billionen Körperzellen am Leben erhält und

Das Ernährungsprogramm

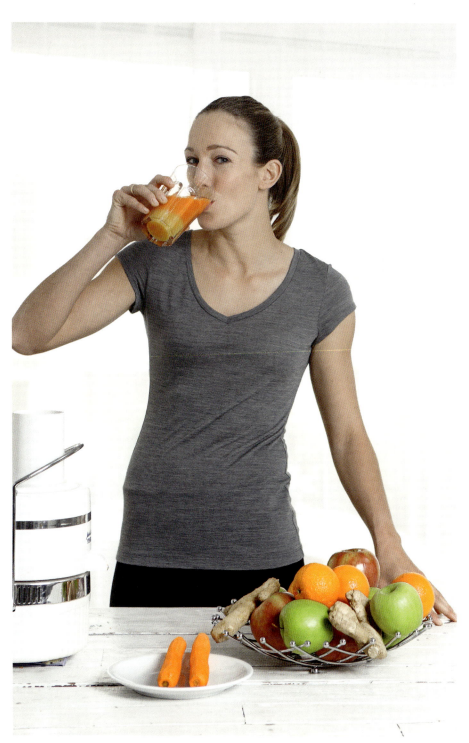

Frische Obst- und Gemüsesäfte liefern neben Flüssigkeit auch reichlich Vitamine und Mineralstoffe – aber auch Energie.

verbindet. Deshalb kommen wir zur Not wochenlang ohne Nahrung aus, aber definitiv nur wenige Tage ohne Wasser.

Wasser übernimmt zahlreiche wichtige Funktionen im Organismus. Es ist Bestandteil des Zellplasmas und der Grundsubstanz, der alle Zellen umgebenden Matrix im Bindegewebe. Dort wird eine Vielzahl von Substanzen wie Sauerstoff, Nährstoffe und Hormone gelöst und weitertransportiert. Gleichzeitig werden Stoffwechselendprodukte aus den Zellen zu den Ausscheidungsorganen Lunge und Nieren geschleust. Wasser ist ein zentrales Reaktionsmedium für die ständigen Umbauprozesse im Körper. Es hält den osmotischen Druck aufrecht bzw. das elektrolytische Gleichgewicht. Außerdem ist es Wärmeleiter zwischen den Geweben. Durch das Ausschwitzen von Flüssigkeit über die Hautoberfläche wird überschüssige Körperwärme abgegeben und der Organismus vor Überhitzung bewahrt.

Wassermangel führt zu einer negativen Kettenreaktion: Die Muskeln werden schlechter mit Sauerstoff und Nährstoffen versorgt, Körpertemperatur und Herzfrequenz steigen an. Bereits ein Verlust von 5 Prozent Körperflüssigkeit beeinträchtigt Konzentration, Koordination und die Leistung deutlich.

Tägliche Wasserverluste

Etwa 65 Prozent der Körperflüssigkeit befinden sich in den Zellen, 35 Prozent außerhalb, entweder zwischen den Zellen oder im Blutgefäß-System.

Wasserbilanz

In der Regel entspricht der Urin, der ausgeschieden wird, der täglichen Trinkmenge. Der individuelle Wasserbedarf hängt von Körpergewicht, Geschlecht und Lebensalter, Klima und körperlicher Aktivität ab. Die Deutsche Gesellschaft für Ernährung bilanziert als durchschnittlichen Wasserverlust (ml/Tag):

Wasseraufnahme		Wasserabgabe	
Getränke	1440	Urin	1440
Wasser in fester Nahrung	875	Stuhl	160
Oxidationswasser	335	Haut	550
		Lunge	500
Gesamt	**2650**	**Gesamt**	**2650**

Das Ernährungsprogramm

Der Stoffwechsel kann dann möglichst konstant ablaufen, wenn der Wassergehalt des Körpers keinen großen Schwankungen unterworfen ist, deshalb sollten Sie regelmäßig und über den ganzen Tag verteilt immer wieder trinken. Das, was Sie tagsüber an Flüssigkeit verlieren, muss wieder aufgefüllt werden.

Eine wichtige Rolle dabei spielt das Schwitzen, gerade auch bei körperlicher Aktivität. Aber auch in Ruhe verliert der Organismus bereits Wasser: In unseren Breitengraden sind das 6 Prozent des Körperwassergehalts. Das macht bei Frauen 2 Liter, bei Männern 2,5 Liter. So viel Flüssigkeit müssen wir also täglich ersetzen. Bei Leistungssportlern sind es bis zu 3,5 Liter. Im Idealfall nehmen wir davon schon rund 1 Liter über wasserhaltige Nahrung auf, besonders aus Obst und Gemüse. Kaffee und Alkohol zählen in der Flüssigkeitsbilanz nicht, im Gegenteil. Sie regen die Nieren zusätzlich zur Wasserausscheidung an. Ein dunkler Urin zeigt ziemlich zuverlässig an, dass zu wenig getrunken wurde. Auch Durst ist ein sicheres Signal. Er tritt schon bei 0,5 Prozent Wasserverlust auf!

Was ist das ideale Sportlergetränk?

Apfelsaft, im Verhältnis 1 zu 3 gemischt mit magnesiumreichem Mineralwasser, das auch Natrium und Kalium enthält (möglichst über 100 mg pro Liter), ist eine ideale Erfrischung, nicht nur für körperlich Aktive. Eine solche Saftschorle (nicht zu verwechseln mit den industriellen Fertigmischungen, die alle möglichen Zusatzstoffe, Aromen und zusätzlichen Zucker enthalten) liefert ausreichend Energie und Elektrolyte, also gelöste Salze. Mischen Sie Ihr Getränk am besten selbst. Das empfiehlt übrigens auch der Deutsche Sportbund.

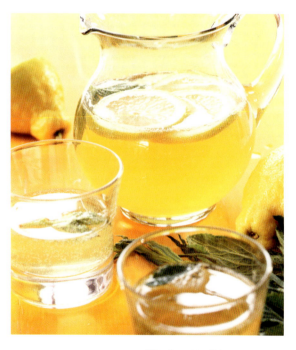

Wer Sport treibt, muss vor allem auf seinen Flüssigkeitshaushalt achten. Ideal zum Auftanken ist zum Beispiel Apfelschorle.

Häufig werde ich gefragt, was ich von sogenannten isotonischen Drinks halte, die gerade für Sportler beworben werden. Das Grundprinzip dieser Getränke ist, dass sie im selben Verhältnis wie das Blut zusammengesetzt sind, was Wasser, Zucker, Natrium und Kalium betrifft. Einige sind zusätzlich mit Vitaminen und Eiweißen angereichert oder enthalten die Wachmacher Taurin und Koffein. Für den Geschmack sorgen Fruchtauszüge und nicht selten auch künstliche Aromen.

Isotonische Getränke machen nur im Hochleistungssport Sinn, wenn es durch große Anstrengungen wie etwa einen Marathon zu massiven Flüssigkeitsverlusten kommt. Die Deutsche Gesellschaft für Ernährung hält sie im Breitensport für unnötig.

Keine konzentrierten Säfte

Definitiv abzuraten ist vom Konsum »hypertoner« Flüssigkeiten. Sie besitzen eine höhere Konzentration an gelösten Teilchen als das Blutplasma und werden langsamer resorbiert, da sie vorher vom Körper verdünnt werden müssen. Von unverdünnten, zuckerreichen Säften und alkoholischen Getränken ist also beim Training abzuraten. Sie entziehen den Schleimhäuten des Magen-Darm-Traktes zusätzlich viel Flüssigkeit. Außerdem bremst zu viel Zucker die Entleerung des Magens und verzögert die Aufnahme von Vitalstoffen.

Kochen – aber richtig

»Kochen? Kann ich nicht«, sagen immer mehr Menschen. Das ist wirklich schade. Kochen ist wunderbar entspannend. Ich koche fast jeden Tag. Auch weil ich sehen will, was in mein Essen kommt. Selbst zu kochen ist der beste Weg, gesund und fit zu bleiben. Wichtig dabei: frisch und regional kaufen, richtig lagern und schonend zubereiten! Vitamine, Mineralstoffe und sekundäre Pflanzenstoffe leiden nämlich unter langen Transportzeiten, und unter dem Kontakt mit Sauerstoff und Hitze.

Auch die Zubereitungsart ist wichtig. Rohkost und Salate liefern diejenigen Vitamine, die besonders hitzeempfindlich sind und deshalb bei Erwärmung verloren gehen, zum Beispiel Vitamin C. Es ist außerdem ebenso wasserlöslich wie die Gruppe der B-Vitamine, die ins Kochwasser übergehen. Deshalb sollten Sie wenig Flüssigkeit beim Kochen einsetzen und diese nicht wegschütten, sondern als Sauce verwenden.

Alle anderen Vitamine sind fettlöslich und können sich erst gemeinsam mit diesem entfalten. Deshalb setzt man zum Beispiel Karottensäften einen Tropfen Öl zu. Einige wertvolle Inhaltsstoffe müssen erwärmt werden, um wirksam zu werden: Das gilt für das herzschonende Lykopen, den roten Farbstoff der Tomate. Eine besonders schonende Garmethode ist das Dämpfen oder – bei Fleisch – das Garen mit Niedrigtemperatur.

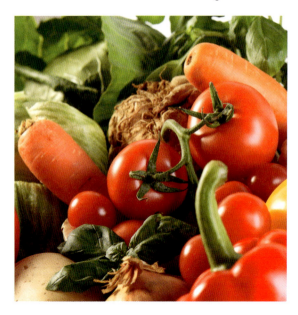

Die meisten Vitamine mögen Hitze nicht, doch es gibt Ausnahmen: Das Karotinoid Lykopen, etwa aus Tomaten, wirkt nur, wenn das Gemüse erhitzt wurde.

Die Anspannung loslassen

Mit dem Essen ist das so wie mit dem Training – bis sich ein gesundes Verhalten einspielt und der innere »Schweinehund« kein Futter mehr bekommt, dauert es eine Weile. Doch nach einiger Zeit wird Ihnen frisches Obst fehlen, wenn Sie es einmal nicht bekommen. Oder Sie werden nervös, wenn Sie ständig auswärts essen müssen, und wollen endlich wieder selbst kochen. Essen ist nicht nur ein chemischer Vorgang, sondern auch ein psychischer – allein bei der Vorfreude auf etwas Leckeres wird zum Beispiel der Neurotransmitter Dopamin freigesetzt. Im Konzert mit seinem Gegenspieler Serotonin sorgt er für psychisches Wohlbefinden und steigert Motivation und Antrieb. Nutzen Sie deshalb die Zeiten Ihrer Mahlzeiten als Entspannungspausen und genießen Sie jeden Bissen. Genießer sind, das zeigen Studien, gesünder und häufig auch schlanker als Menschen, die sich hetzen lassen.

Vitaminverluste

Wasserlösliche Vitamine, die vor allem in Obst, Gemüse oder Getreideprodukten zu finden sind, reagieren besonders empfindlich auf falsche Lagerung und Zubereitung. Fettlösliche Vitamine sind etwas robuster – sie mögen vor allem kein Licht und keinen Sauerstoff.

Vitamine	Auslaugen	Hitze	Licht	Sauerstoff	Verluste
Wasserlösliche Vitamine					
Vitamin C	x	x	x	x	10 – 60 %
Vitamin B_1	x	x		x	5 – 40 %
Vitamin B_2	x		x		5 – 50 %
Vitamin B_6	x		x		10 – 50 %
Folsäure	x	x			10 – 50 %
Fettlösliche Vitamine					
Vitamin A			x	x	gering
Vitamin D			x	x	gering
Vitamin E			x	x	gering
Vitamin K			x		gering

Quelle: real 2014

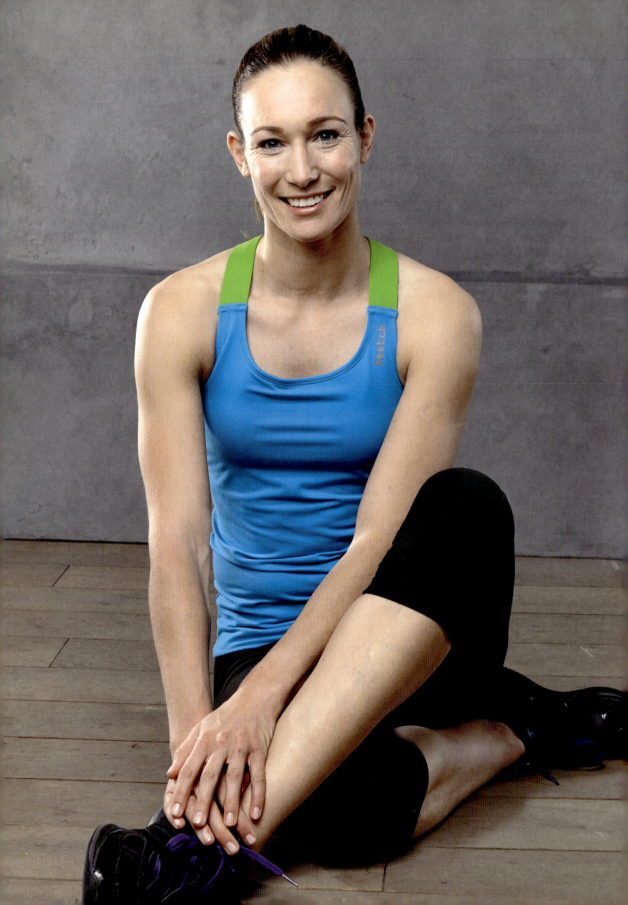

Den Weg erfolgreich weitergehen

Gute Vorsätze nicht nach wenigen Wochen schon versanden lassen – das ist eine Kunst. Deshalb ist das mentale Training genauso wichtig wie Ihre täglichen Übungen. Was im Hochleistungssport funktioniert, hilft auch Ihnen, nicht nur am Ball zu bleiben, sondern auch neue persönliche Rekorde aufzustellen.

Dabeibleiben und weitergehen

Fit zu sein, fühlt sich toll an, aber leider gibt es da einen kleinen Haken: Fitness ist kein immerwährender Zustand. Sportlern wie mir, die ihre aktive Zeit beenden, ist das besonders bewusst – denn unsere Körper sind daran gewöhnt, sich ständig Herausforderungen zu stellen. Bleiben diese aus, sinkt die Leistung sofort, nur die Kilos nehmen zu.

»Use it - or lose it!« Vielleicht haben Sie diese griffige Formel amerikanischer Trainingswissenschaftler schon einmal gehört. Sie bedeutet, dass wir nicht aufhören dürfen, uns um unsere Fitness zu kümmern – und zwar regelmäßig. Unsere Muskulatur will immer wieder gefordert werden, sonst greift das bereits erwähnte Prinzip der biologischen Adaption: Der Körper passt sich an, und mit den Anforderungen bilden sich auch die Muskeln zurück. Die Formel lautet deshalb: Nie anfangen aufzuhören, nie aufhören anzufangen!

Just in time: Wir haben uns längst daran gewöhnt, dass Dinge sofort erledigt werden. Wir können rund um die Uhr Bestellungen aufgeben und annehmen, Datenautobahnen und Satelliten verbinden uns in Bruchteilen von Sekunden mit der ganzen Welt, die Mikrowelle liefert Essen auf Knopfdruck. Unser gesamtes Konsumverhalten verändert sich in diese Richtung: entweder jetzt gleich oder gar nicht! Unsere Gesellschaft verliert immer mehr die Kunst der Geduld und die Fähigkeit zu warten. Viele Jugendliche können sich gar nicht mehr vorstellen, längerfristig auf ein Ziel hinzuarbeiten. Manche Dinge aber lassen sich einfach nicht sofort realisieren.

Nicht auf Knopfdruck

Fitness gibt es nicht auf Knopfdruck. Sie verlangt regelmäßiges Training und eine gewisse Anstrengung – wenn eine Übung sich einmal eingeschliffen hat, dann ist sie auch schon wirkungslos. Und dann ist da noch die Zeit, die wir opfern müssen. Mein Trainingsprogramm kostet Sie zwar täglich nur 15 Minuten – das ist vermutlich kürzer als der Zeitraum, in dem Sie täglich auf dem Weg zur Arbeit im Stau stehen. Trotzdem ist es nicht leicht, sich ständig wieder zur Aktivität zu motivieren. Denn der Erfolg wird nicht sofort sichtbar – das stellt unsere Geduld und Disziplin auf eine harte Probe. Wie also bleiben wir motiviert? Wie schaffen wir es, Ausreden nicht nachzugeben? Wie halten wir auch dann durch, wenn es anstrengend wird, anstatt beim Training zu schummeln?

Die Überzeugung, dass wir das Richtige tun, bringt uns allein leider nicht weiter. Aus der Sportpsychologie und Hirnforschung ist bekannt, dass Verhaltensänderungen nur dann nachhaltig funktionieren, wenn auch unser Innerstes beteiligt ist. »Der Bauch muss einverstanden sein mit dem, was der Kopf will«, so die Züricher Motivationspsychologin Maja Storch. Denn wir wissen schon längst, dass ein Großteil unseres Lebens durch unser Unterbewusstsein geprägt wird, in dem Erfahrungen, Gefühle und Instinkte gespeichert sind. Nur 15 Prozent unserer Handlungen sind, so die Hirnforschung, wirklich rational.

Hirnforschung und Motivation

Was motiviert uns zum Handeln? Sehnsucht, Verlangen und Befriedigung. Befeuert werden sie von einem Belohnungssystem im Gehirn. Denn wenn wir uns anstrengen, tun wir das am Ende immer deshalb, weil wir glücklich sein wollen.

Diese Erkenntnis spielt eine wichtige Rolle bei der Lernforschung. In den 1950er-Jahren beobachteten Forscher am California Institute of Technology, dass Ratten süchtig nach schwachen Stromstößen wurden, die sie über Elektroden bekamen, wenn sie bestimmte Handlungen ausführten. Sie lernten also und belohnten sich dafür.

Inzwischen hat die Wissenschaft schon eine ziemlich genaue Vorstellung, was Motivation ist. Auslöser ist häufig ein bestimmter Anblick – zum Beispiel ein Stück Schokolade – auf das das limbische System reagiert: unser »Gefühlshirn«. Es liegt tief im Inneren unseres Kopfes und ist der Ort für Emotionen und Triebe. Die werden uns dann von der Großhirnrinde als Verlangen bewusst gemacht. Sie gibt dem Körper die Anweisung, dieses Verlangen zu stillen. Es muss aber keine reale Schokolade und kein reales Bild sein – mit etwas Training reicht schon die Vorstellung, die Visualisierung eines Ziels, um die Hirnchemie in Gang zu setzen. So habe ich mir vor jedem Kampf intensiv den Sieg vorgestellt, das Jubeln des Publikums, den Gong, den Ringrichter, wie er meinen Arm hochreißt.

Den Sieg im Kopf

Die Schokolade im Mund oder der Sieg im Kopf - beides führt dazu, dass ein winziger Kern im Gehirn, der Nucleus accumbens, stimuliert wird, der nun die Erwartung eines Glücksgefühls weckt (und deshalb bei der Behandlung von Depression in den Zielkreis rückt). Der Nucleus accumbens stimuliert einen anderen, in der Entwicklung des Menschen früh angelegten Kern im Zentrum des Gehirns, die Amygdala. Dort werden Erfahrungen mit Emotionen verschaltet und das sogenannte Glückshormon Dopamin ausgeschüttet. Dopamin ist eine faszinierende Substanz, die nur aus einer einzigen Aminosäure (Tyrosin) hergestellt wird. Sie entscheidet darüber, ob ein Reiz als interessant bewertet und wahrgenommen wird. Außerdem steigert sie die Neugierde und weckt die Fantasie, stärkt Selbstvertrauen und Optimismus und aktiviert das motorische System des Körpers, macht also beweglich. Dopamin gelangt auch in den Hippocampus, eine wichtige Schaltstelle im Gehirn, die verschiedenste Sinneseindrücke verarbeitet, integriert und dann an die Großhirnrinde zurückmeldet.

Motivation ist ein komplexer Prozess, der von vielen Schaltkreisen und Rückmeldungen getragen wird. Lange Zeit gingen Wissenschaftler davon aus, dass schon die Ausschüttung von Dopamin den Lustgewinn bringen würde. Doch das sind eher andere Botenstoffe wie Endorphine, körpereigene Opioide, die euphorisieren und Schmerz lindern, oder das Oxytocin, das häufig als »Liebes-« oder »Bindungs-Hormon« bezeichnet wird. Doch interessanterweise glauben Neurowissenschaftler, dass es gar nicht die Schokolade selbst ist, die uns glücklich macht. Es ist das Verlangen, das uns vorantreibt.

Kurzes Glück, neues Spiel

Denn kaum ist die Schokolade gegessen, wollen wir mehr. Wenn ein Ziel einmal erreicht ist, spielt die Dopaminausschüttung kaum mehr eine Rolle und die Opioide halten nicht lange vor. Deshalb ebbt die Freude auch schnell wieder ab. So hat die Evolution Platz geschaffen für ständig neue Antriebe. Was bedeutet das für unser Training?

Die fünf Stufen, die zum Handeln führen

An ihrem Institut für Selbstmanagement und Motivation Zürich (ISMZ) entwickelte das Team um Maja Storch das »Zürcher Ressourcen Modell«, ein Selbst-Management-System zur Überwindung von Grenzen. Es beschreibt fünf Stufen des veränderten Handelns:

- das unbewusste Bedürfnis (»Da ist was, aber was ...«)
- ein Wunsch (der klar formuliert ist, aber noch nicht umgesetzt wird)
- ein handlungswirksames Ziel (»Ich will!«)
- das Stadium der Vorbereitung (»Ich kann!«)
- und die Handlung selbst (»Ich pack's!«).

Die Zürcher empfehlen, sich ein bildhaftes Motto auszudenken – etwa ein Tier mit einer bestimmten Eigenschaft oder ein menschliches Vorbild. So ein Leitbild sei etwas ganz Persönliches und könne lebenslang eine Rolle spielen. Maja Storch nennt das Beispiel einer Kursteilnehmerin, die für sich den Leitspruch formulierte: »Ich wecke die Tigerin in mir«. Dieses Motto habe ihr geholfen, auch unangenehme Aufgaben zu erledigen.

Der Experimentalpsychologe Rainer Schwarting von der Universität Marburg hat zum Thema Motivation viele Tierstudien durchgeführt. Sein Fazit: Ein Organismus, der ein Ziel erreichen will, braucht Anzeichen dafür, das dieser Weg auch erfolgreich sein wird. Dafür gibt es im Gehirn eigene Bereiche, die abwägen, ob es sich lohnt, sich ein bestimmtes Ziel zu setzen. Übrigens: Nicht nur Erfolge motivieren. Auch die Angst kann zum Training antreiben, zum Beispiel wenn es darum geht, durch Bewegung den Blutdruck zu senken und damit auch das Herzinfarktrisiko. Rückt ein Ziel in weite Ferne, weil zum Beispiel Abnehm-Kandidaten sehr schwergewichtig sind, kann das dazu führen, dass ihre Anstrengungen vergrößert werden. Diese Erfahrung mache ich immer wieder als Moderatorin der »The Biggest Loser«. Wichtig ist jedoch, dass Menschen nie den Glauben daran verlieren, ein Ziel – irgendwann – erreichen zu können. Verlieren sie die Hoffnung, bricht die Motivation sofort zusammen.

Suggestion im Sport

Mentales Training ist keine Zauberei, sondern ein wichtiges Instrument im Hochleistungssport: Wenn sich zum Beispiel ein Tennisspieler auf komplexe Bewegungsabläufe wie einen alles entscheidenden Aufschlag vorbereitet, dann stellt er sich jede Phase der Bewegung bis ins Kleinste vor und geht sie in seiner Fantasie durch. Das ist ein »Priming« des Gehirns: Bereits die Vorstellung aktiviert die neuronalen Pfade und Gehirnstrukturen, die für die Bewegung bedeutsam sind. Das fördert eine spätere optimale Ausführung. Boris Becker zum Beispiel hat so gearbeitet.
Genau wie auf einen Bewegungsablauf kann man auch auf Selbstwert und Motivation mental Einfluss nehmen. Nachhaltigen Erfolg hat das allerdings erst, wenn man auch wirklich etwas ändert. »Trockenübungen« sind wichtig, aber Pläne, Absichten, Motive und Fertigkeiten müssen dann auch in der Wirklichkeit umgesetzt und erprobt werden.
Vor allem aber zeigt die Erfahrung, dass nur die wenigsten Menschen ihr Verhalten nachhaltig ändern, wenn sie dabei auf sich allein gestellt sind. Suchen Sie sich deshalb einen Partner oder eine Partnerin zum Training, es können auch virtuelle Personen sein. Der Vergleich mit anderen treibt Sie zu neuen Höchstleistungen an.

Von Siegern und Verlierern

Dabei spielt natürlich auch eine große Rolle, ob Sie von Ihrer Mentalität her ein Sieger- oder ein Verlierertyp sind. Ängstliche Menschen suchen die Schuld schnell bei sich und geben rascher auf. Auf diese Weise können sie auch keine Erfolgserlebnisse haben – die Angst setzt einen Negativkreislauf von Frust und Enttäuschung in Gang. Dabei ist das mit der Motivation zum Training gar nicht so schlimm, wenn Sie ein paar Ratschläge beherzigen:

✔ Seien Sie positiv: Glauben Sie an sich und an Ihre Fähigkeit, sich zu verändern!

✔ Suchen Sie sich einen Slogan, der Ihr Ziel symbolisiert (wie »den Tiger wecken«)

✔ Stellen Sie sich vor, wie sich Ihr Erfolg anfühlen oder ansehen lassen wird!

✔ Wiederholen Sie alle vier Wochen den Fitness-Test (Seite 48–57). Jeder Fortschritt sorgt für zusätzliche Motivation.

Just do it!

An manchen Tagen geht gar nichts. Einfach keine Lust. Keine Körperspannung, die aufbaut. Keine Musik, die mobilisieren könnte. Also sich einfach hängen lassen? Nein. Solche Situationen der absoluten Unlust kenne ich natürlich auch. Zum Beispiel wenn mir in der harten Vorbereitungsphase zu einem Kampf um die Kickbox-Weltmeisterschaft die ungeliebten Bergsprints oder ein 30-minütiges Sandsacktraining bevorstand. Manchmal habe ich das wirklich gehasst. Aber sich hängen und das Training sausen lassen? Nein. Ich sage mir dann: »Just do it.« Los, tu es einfach! Das hat jeder Sportler schon ein ums andere Mal erlebt: Je länger man darüber nachdenkt, ob man heute trainieren sollte oder nicht, umso schwerer wird es. Also tue ich es einfach. Ich ziehe mich um und fange an – ohne groß zu überlegen, zu zweifeln, zu wackeln. Und das Schöne ist jedes Mal: nach ein paar Minuten macht das Training Spaß. Und hinterher stellt sich ein richtig gutes Gefühl ein, ausgeglichen und entspannt. Und die Befriedigung, stärker zu sein als der innere Schweinehund.

Just do it!

» **Genau wie einen Bewegungsablauf kann man auch Selbstwert und Motivation mental trainieren.** «

Worauf Sie noch achten können

Wie lässt sich mit relativ geringem Aufwand Fitness erzielen? Indem Sie Kleinigkeiten, die aber effektiv sind, in Ihren Alltag einbauen und zur Gewohnheit machen. Hier gebe ich Ihnen einige Tipps, was Sie zusätzlich zu Ihrem 15-Minuten-Zirkeltraining für Ihr Wohlbefinden tun können:

✔ Sauerstoffdusche

Nach dem Aufstehen gleich das Fenster öffnen und 10-mal über den Bauch tief ein- und ausatmen. Und zwar so: Legen Sie die Hände so zusammen, dass alle Fingerkuppenpaare Kontakt zueinander haben. Pressen Sie die Kuppen zehn Atemzüge lang mit sanftem Druck aufeinander und atmen Sie dabei normal weiter. Das ist eine simple, aber sehr effektive Übung.

✔ Kalte Güsse nach dem Duschen

Gewöhnen Sie sich an, das Duschen immer mit kalten Güssen zu beenden: Dazu den Brausekopf an der Außenseite des rechten Beines nach oben und innen wieder zum Fuß hinunterführen und das insgesamt 10-mal wiederholen. Zum Schluss die Fußsohle kalt abbrausen und dann denselben Vorgang links wiederholen (wie außen anfangen). Sie stärken Kreislauf, Venen und Immunsystem nachhaltig.

✔ Treppensteigen

Alles ist eine Frage der Einstellung: Sehen Sie die Treppe nicht als Ihren Feind an, sondern als kostenloses Step-up-Gerät, und nehmen Sie jeden Aufstieg mit Freude und hocherhobenem Kopf. Stellen Sie sich bei jedem Schritt vor, wie Ihre Muskulatur gestärkt wird. Die Menschen, die auf dem Weg zum Büro neben Ihnen passiv auf der Rolltreppe stehen, werden Ihnen neidisch zusehen.

✔ Bewusst atmen!

Auf den ersten Blick ist Atmen keine große Sache, es geschieht ja automatisch. Doch falsches Atmen verschwendet Energie, und die meisten von uns atmen viel zu flach und zu hektisch. Wenn Sie dagegen tief in den Bauch atmen, versorgen Sie mit jedem Atemzug Ihren Körper mit einem halben Liter Sauerstoff. Machen Sie zwischendurch eine Mini-Atemübung: Atmen Sie tief ein und zählen Sie dabei bis vier. Halten Sie die Luft an und zählen Sie wieder bis vier. Atmen Sie dann langsam bis auf acht aus. Anfangs wird Ihnen die Luft früher ausgehen, doch dann werden Sie automatisch tiefer einatmen.

✔ Zwischendurch entspannen

Sie kennen sicher dieses Gefühl, wenn der Nacken steif wird und die Schultern sich verspannen. Dagegen gibt es ein ganz simples Mittel: Legen Sie ein Sofa- oder Sitzkissen auf den Boden und stellen Sie sich ohne Schuhe darauf. Beginnen Sie, genüsslich im Stehen zu »gehen«. Schon nach einer Minuten atmen sie Ihre Anspannung aus und Ihre Muskulatur wird weicher.

✔ Zu Fuß und mit dem Rad

Nutzen Sie jede Chance für Bewegung. Lassen Sie Lift und Rolltreppe links liegen, laufen Sie zur Arbeit oder nehmen Sie das Rad. Gehen Sie beim Telefonieren umher. Wenn Sie Zeit und Liebe für einen Hund aufbringen können, dann ist er der beste Fitness-Trainer.

✔ Selbstmonitoring

Legen Sie sich einen Schrittzähler (empfohlen werden täglich 10 000 Schritte) zu. Er zeigt Ihnen, wie fleißig Sie waren, und motiviert Sie, die restlichen 2000 Schritte auch noch zu tun.

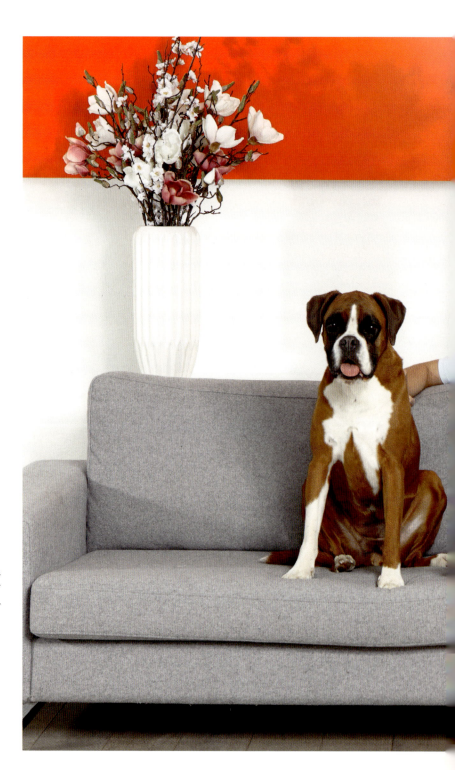

Chistine Theiss mit ihren
Boxerhündinnen Tiffany
und Osito.

Den Weg erfolgreich weitergehen

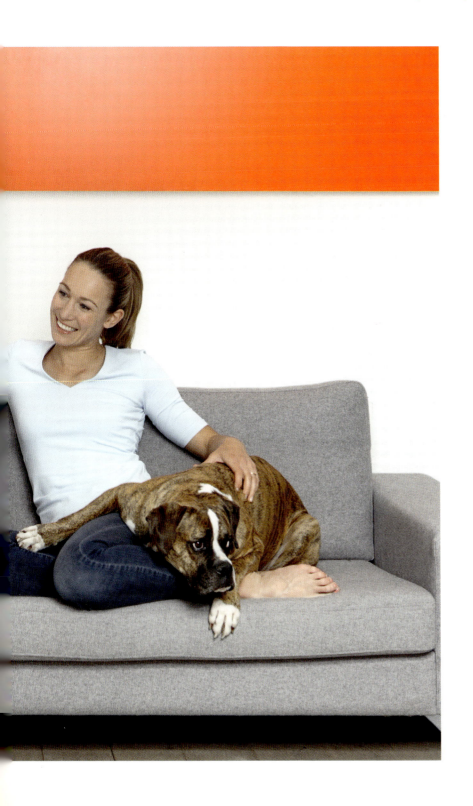

Die persönlichen Trainingserfolge

So geht's

In die Tabellen auf dieser Seite können Sie Ihr persönliches Leistungsprofil über einen Zeitraum von 36 Wochen eintragen. Wie Sie dabei genau vorgehen, erfahren Sie auf den Seiten 56 und 57.

Woche 1 bis 6

	Rumpf		Beine		Arme/Schulter	
	Rumpf 1	Rumpf 2	Beine 1	Beine 2	Arme 1	Arme 2
Level 1						
Level 2						
Level 3						

Woche 7 bis 12

	Rumpf		Beine		Arme/Schulter	
	Rumpf 1	Rumpf 2	Beine 1	Beine 2	Arme 1	Arme 2
Level 1						
Level 2						
Level 3						

Woche 13 bis 18

	Rumpf		Beine		Arme/Schulter	
	Rumpf 1	Rumpf 2	Beine 1	Beine 2	Arme 1	Arme 2
Level 1						
Level 2						
Level 3						

Die persönlichen Trainingserfolge

Woche 19 bis 24

	Rumpf		Beine		Arme/Schulter	
	Rumpf 1	Rumpf 2	Beine 1	Beine 2	Arme 1	Arme 2
Level 1						
Level 2						
Level 3						

Woche 25 bis 30

	Rumpf		Beine		Arme/Schulter	
	Rumpf 1	Rumpf 2	Beine 1	Beine 2	Arme 1	Arme 2
Level 1						
Level 2						
Level 3						

Woche 31 bis 36

	Rumpf		Beine		Arme/Schulter	
	Rumpf 1	Rumpf 2	Beine 1	Beine 2	Arme 1	Arme 2
Level 1						
Level 2						
Level 3						

Mein Trainingsprogramm auf einen Blick

Arme

❶ **Isometrisches seitliches Armheben**
S. 64

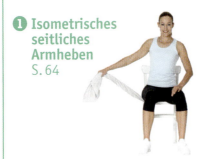

❷ **Armübung** Seitlage
S. 66

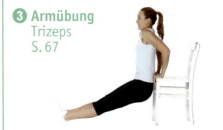

❸ **Armübung** Trizeps
S. 67

❹ **Vertikale** Dips
S. 68

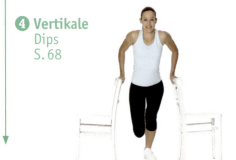

❺ **Armziehen** über Kopf
S. 69

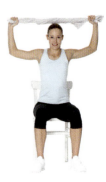

❻ **Statisches** Armbeugen
S. 70

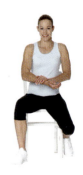

❼ **Armrudern** aus Hanglage
S. 71

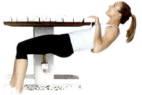

Bauch

❶ **Rumpfrotation** aus Rückenlage
S. 72

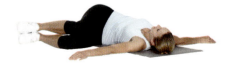

Bauch

❷ Rumpfseitneigung aus Seitlage
S. 74

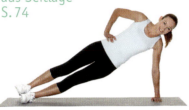

❸ Rumpfrotation aus Seitstütz
S. 75

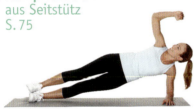

❹ Bauch-Crunches aus Rückenlage
S. 76

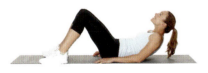

❺ Rumpfrotation aus Seitlage
S. 77

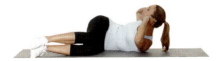

❻ Liegestütz mit Hüftrotation
S. 78

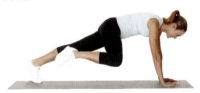

❼ Hüftbeugen aus Liegestütz
S. 79

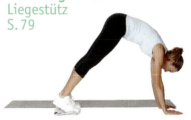

❽ Beckenheben aus Rückenlage
S. 80

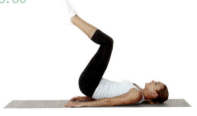

❾ Gegengleiches Rumpfdrehen aus Rückenlage
S. 81

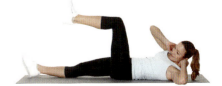

Mein Trainingsprogramm auf einen Blick

Beine

1 **Wechselsprünge** aus dem Liegestütz
S. 82

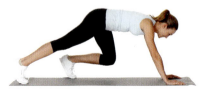

2 **Vordere Streckerkette** aus Rückenlage
S. 84

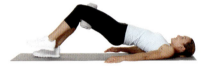

3 **Spreizen** aus Seitlage
S. 85

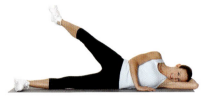

4 **Kniestrecken** aus dem Sitz
S. 86

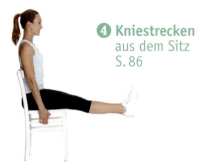

5 **Flieger** aus dem Einbeinstand S. 87

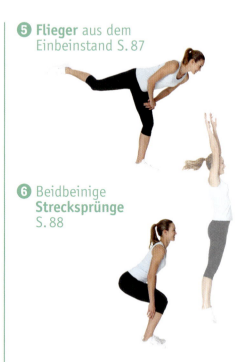

6 Beidbeinige **Strecksprünge**
S. 88

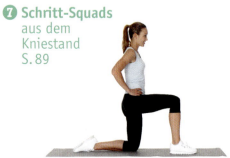

7 **Schritt-Squads** aus dem Kniestand
S. 89

8 Dynamische **Abfahrtshocke**
S. 90

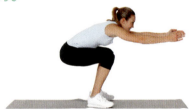

❾ **Tür-Squads** im Stand
S. 91

❹ **Schiebeliegestütz**
mit Handtuch
S. 98

Liegestütz

❶ **Der klassische Liegestütz**
(»Push-up«)
S. 95

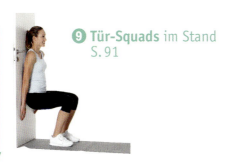

❺ **Vierfüßlerstand**
S. 99

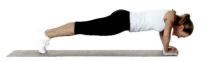

❷ **Liegestütz-Hockstütz**
S. 96

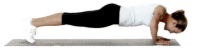

❻ **Liegestütz mit Schulterantippen**
S. 100

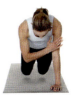

❸ **Rumpfrotation** aus dem Liegestütz
S. 97

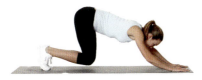

❼ **Klappmesser-Liegestütz**
S. 101

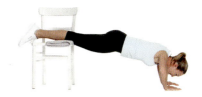

Rücken

❶ Umgedrehter **Unterarm-Liegestütz** S. 102

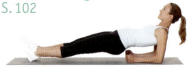

❷ **Schulterblatt-Stabilisation** S. 104

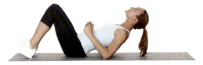

❸ **Rumpfaufrichten** aus Bauchlage S. 105

❹ **Beine und Arme heben** aus Bauchlage S. 106

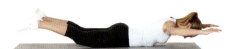

❺ **Rumpfrotation** aus dem Kniestand S. 107

❻ **Hüftrotation** aus Unterarmstütz S. 108

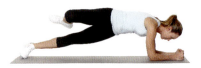

❼ **Hüftstrecken** aus halbem Unterarm-Liegestütz S. 109

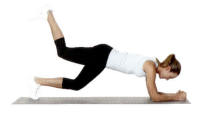

❽ **Türrudern** aus dem Stand S. 110

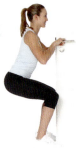

❾ **Rudern** aus Schrittstellung S. 111

Po

❶ Aufrichten aus Kniestand S. 112

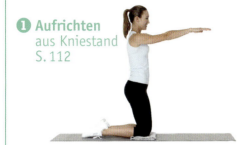

❷ Seitliches Beinheben aus Unterarmstütz S. 114

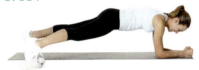

❸ Arm- und Beinheben aus Bauchlage S. 115

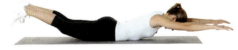

❹ Becken-Hebe-Variation S. 116

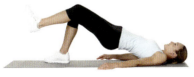

❺ Schritt-Squads S. 117

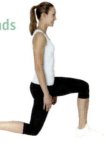

❻ Gegenseitiges **Arme-Beine-Strecken** aus Liegestütz S. 118

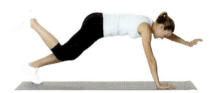

❼ Armstütz mit seitlichem Abspreizen S. 119

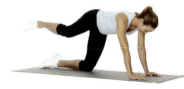

❽ Beinheben aus halbem Liegestütz S. 120

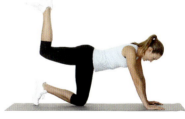

❾ Einseitiges Beinschwingen im Liegestütz S. 121

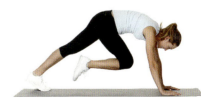

A

Abwehrsystem 47
Agonist 32
Aktin 28
Alkohol 46
Alpha-Linolensäure 140
Alterssteifheit 44
Aminosäuren 141
Antagonist 32
Apfelsaft 151
Arme, Übungen für die 64–71, 166
Armmuskulatur 67, 95, 100, 101, 110
–, hintere gerade 102, 103
–, Kräftigung der oberen 104
–, obere 104
–, rückwärtige 106
–, Stabilisatoren, gerade 97
–, Stabilisierung der 65
–, Stärkung der 65, 68
Armstrecker 105
-kette 70
Armrudern aus Hanglage 71, 166
Armstütz mit seitlichem Abspreizen 119, 171
Armübung Seitlage 66, 166
Armübung Trizeps 67, 166
Arm- und Beinheben aus Bauchlage 115, 171
Armziehen über Kopf 69, 166
Arterienverkalkung 47
Atmung 63, 124
Aufrichten aus Kniestand 113, 171
Aufwärmen 15, 123
Ausdauer 44
Ausdauertraining 23
–, Einfluss auf Herz 46
Außenrotatoren 119

B

Ballaststoffe 135, 146, 147
Bankdrücken 94
Bauch, Übung für den 72–81, 166–167
Bauch-Crunches aus Rückenlage 76, 167
Bauchmuskel-Dehnung 127
Bauchmuskulatur, tiefe 80
Bauchspeicheldrüse 137
Beckenheben aus Rückenlage 80, 167
Becken-Hebe-Variation 116, 171
Beidbeinige Strecksprünge 88, 168
Beinbeuger-Waden-Dehnung 125
Beine, Übungen für die 82–91, 168, 169
Beine und Arme heben aus Bauchlage 106, 170
Beinheben aus halbem Liegestütz 120, 171
Beinmuskulatur 116
–, äußere 85
–, gerade vordere 79
–, hintere 89, 91, 111
–, hintere gerade 102, 103, 106, 117
–, Stabilisierung 95, 100
–, Streckerkette der 88
–, vordere 81, 89, 91, 117
Beweglichkeit 44
Bewegung 34
–, Einfluss auf Immunsystem 47
–, Einfluss auf Körper 46
–, Steuerung der 46
–, Wirkung auf Körper 46, 47
Bewegungsabläufe 43

C

Capsaicin 147
Cassia- und Ceylon-Zimt 148
Chili 147
Cholesterin 47
Crunches 130

D

Darmentzündungen 146
Dehnen 63, 122–129
Dehnung der vorderen Muskelkette 129
Diabetes 24, 27
Disziplin 15, 41
Dynamische Abfahrtshocke 90, 168
Dynamisches Wippen beim Dehnen 44, 124

E

Einseitiges Beinschwingen im Liegestütz 121, 171
Eisen 144
Eiweiß 135, 141–146
Eiweißkonzentrate 143
Eiweißquellen, gute 142
Elektrolyte 151
Entspannungsmethoden 123
Ernährung 132–153

Bindegewebe stärken 44
Bindegewebsnetz 44
Bizeps 70
Blutdruck 47
Blutfette 47
Bluthochdruck 27
Blutzucker 47, 137, 144, 148
Blutzucker-Jojo 137
Brustmuskeln, schräge 68
Brustwirbelsäule 107
–, Rotatoren der 97

F

Faszien 44
Fehlhaltungen 71
–, beim Sitzen 72, 73
Fettabbau 42
Fette 135, 138–141
–, gesättigte 141
Fettsäuren, essenzielle 140
Fettsäuren, ungesättigte 140
Fettstoffwechselstörungen 147
Fitness 24–31, 38
Fitness-Test 63
Flieger aus dem Einbeinstand 87, 168
Flüssigkeiten, hypertone 152
Functional Training 42, 43

G

Gegengleiches Rumpfdrehen aus Rückenlage 81, 167
Gegenseitiges Arme-Beine-Strecken aus Liegestütz 118, 171
Gehirn und Bewegung 46
Gelenkabnutzung 47
Gelenke 47
Gemüsesäfte 149
Gesäßmuskulatur 116, 117, 119, 121
–, gerade 120
Getränke, isotonische 152
Gewichtsmanagement 47
Gewürze 147
Gleichgewichtsstörungen 46
Gray, Gary 42

H

Herz 46, 47
Herzinfarkt 147
Herz-Kreislauf-Erkrankungen 24, 27, 46, 47

Hüftbeugen aus Liegestütz 79, 167
Hüftbeuger 82
Hüftmuskulatur
–, Außenrotatoren der 78
Hüftrotation aus Unterarmstütz 108, 170
Hüftstrecken aus halbem Unterarm-Liegestütz 109, 170
Hüftstrecker 82, 109
–, Stärkung 109
Hülsenfrüchte 143, 144

I

Immunsystem, Einfluss von Bewegung auf 47
Ingwer 148
Insulin 137
Insulin-Resistenz 137
Isometrisches seitliches Armheben 65, 166
Isometrisches Training 70

K

Kalium 144
Kalzium 144
Kampfsport 15
Klappmesser-Liegestütz 101, 169
Klassischer Liegestütz 95, 169
Klinsmann, Jürgen 43
Kniebeugen 131
Kniestrecken aus dem Sitz 86, 168
Kniestrecker 42
–, Kräftigung des 86
Knochen 47
Knochenabbau 25
Knochenaufbau 144
Knochenbrüche 47

Knochenwachstum 47
Knorpel 47
Kochen, richtig 152, 153
Kohlenhydrate 135–138
–, kurzkettige 137
–, langkettige 137
Kollagen 44
Koordination 44
Körperbalance 100
Körperspannung 93
Kraft 44
Kraft der bildhaften Vorstellung 40
Krafttraining 22–35
Kraftübung 93
Kräuter 147
Krebs 24, 27, 31
Körperfett 47
Körperflüssigkeit 150
Krafttraining 143
Krebs 146
Kupfer 144
Kurkuma 148

L

Leichtkontakt-Kickboxen 15
Leistungsprofil 49
Lendenwirbelsäule 72, 73
–, Stabilisation der 75
Liegestütz 92–101, 131, 169
Liegestütz-Hockstütz 96, 169
Liegestütz mit Hüftrotation 78, 167
Liegestütz mit Schulterantippen 100, 169
Lunge, Kräftigung der 47
Lykopen 152

M

Magnesium 144
Metabolisches Syndrom 137

173

Mineralstoffe 144, 152
Motivation 38
– und Hirnforschung 157
Motoneurone 46
Muskelabbau 25, 27
Muskelaufbau 47, 143, 146
Muskelfasern 28
Muskelfunktion als kinetische Kettenreaktion 42
Muskelgruppen 32, 33
Muskelkater 123
Muskelkette, hintere 115
Muskelketten 34, 35, 43, 44, 115, 118
Muskelkraft 23
–, Test 48–57
Muskeln 28, 29, 47
–, Einfluss auf den Körper 31
–, körperstabilisierende 87
–, kurze zwischen Schulterblättern 71, 104
Muskelschlingen 34, 35
Muskeltraining 42, 44, 45

N/O

Nährstoffe 135, 148
Oberschenkel-Dehnung 128
Oberschenkelmuskulatur, hintere 43, 90, 98
Oberschenkelmuskulatur, vordere 42, 90, 99
Obst 153
Obstsäfte 149
Öle, pflanzliche 140
Omega-Fettsäuren 140
Osteoporose 25, 47

P

Pflanzenstoffe, sekundäre 144
Po, Übungen für den 112–121, 171

Po und Rumpf, muskuläres Zusammenspiel 113
Proteine 141
Psyche 47
Push-up 93, 95, 169

R

Reflexe 46
Roux, Wilhelm 45
Rücken, Übungen für den 102–111, 170
Rückenmuskel-Dehnung 126
Rückenmuskulatur 105, 109, 17
–, gerade 76, 111
–, gerade hintere 96
–, schräge 69, 77
–, stabilisierende 114
–, Stärkung der 109
Rudern aus Schrittstellung 111, 170
Rumpfaufrichten aus Bauchlage 105, 170
Rumpf-Muskelketten, gerade 66
Rumpf-Muskelketten, schräge 66
Rumpfmuskulatur
–, aufrichtende 110
–, gerade vordere 79
–, hintere 116
–, hintere gerade 102, 103, 111
–, rückwärtige 106
–, schräge 85, 121
–, schräge vordere 81
–, seitlich-gerade 74
–, Stabilisierung 82, 95, 98, 99, 100
–, vordere 116
Rumpfrotation aus dem Kniestand 107, 170
Rumpfrotation aus dem

Liegestütz 97, 169
Rumpfrotation aus Rückenlage 72, 166
Rumpfrotation aus Seitlage 77, 167
Rumpfrotation aus Seitstütz 75, 167
Rumpfrotatoren 107
–, Aktivierung der 107
–, Kräftigung der 108
Rumpfseitneigung aus Seitlage 74, 167
Rumpfstabilisierung 109

S

Sarkopenie 25
Schattenboxen 15
Schiebeliegestütz mit Handtuch 98, 169
Schritt-Squads 117, 171
Schritt-Squads aus dem Kniestand 89, 168
Schulterblatt-Stabilisation 104, 170
Schultermuskulatur 95, 100, 101
–, Stabilisierung der 65, 98, 99
–, Stärkung der 65, 68
–, Training der 69
Sehnen 28
Seitliches Beinheben aus Unterarmstütz 114, 171
Selbstwertgefühl steigern durch Bewegung 47
Semikontakt-Kickboxen 15
Sitzen, negative Folgen des 27
Skelettmuskeln 28, 30, 32
Sportlergetränk, ideales 151
Spreizen aus Seitlage 85, 168
Stabilisation 34

Stabilität 74
Statisches Armbeugen 70, 166
Statisches Halten beim
    Dehnen 124
Stemmen 130
Stoffwechsel steigern
    durch Scharfes 148
Streck-Balance 131
Streckermuskulatur 84
Stressabbau 123
Stretching 124
Synergist 32

T

Taurin 151
Theiss-Training 62–101
Training 15
–, funktionelles 34, 42, 43
–, mentales 159
–, Regeln für 45
Trainings-Tagebuch 164, 165
Trainingskonzept 42
Trainingspläne 58–59, 63
Transfettsäuren 141
Triglyzeride 47
Trinken 148–152
Türrudern aus dem
    Stand 110, 170
Tür-Squads im Stand 91, 169

U

Übungsablauf, täglicher 63
Umgedrehter Unterarm-
    Liegestütz 102, 103, 170
Unterarmstütz 99

V

Vertikale Dips 68, 166
Vierfüßlerstand 99, 169
Visualisieren 40
Vitamin A 139, 152

Vitamin B 146
Vitamin C 152
Vitamin D 139, 144, 146
Vitamine 144, 146
–, fettlösliche, 152
–, wasserlösliche 152
Vitaminverlust durch
    Lagerung 153
Vollkontakt-Kickboxen 15
Vollwertkost 138
Vordere Streckerkette
    aus Rückenlage 84, 168

W

Wasser 148, 150
–, Funktion im Körper 150
Wasserverlust, täglicher 150
Wechselsprünge aus dem
    Liegestütz 82, 168

Z

Zimt 148
Zink 144
Zirkeltraining 63, 130, 131
Zivilisationskrankheiten 24
Zugspannung 123
Zucker 136, 152
Zwölffingerdarmgeschwüre 147

Wissenschaftliche Mitarbeit

Helmut Hoffmann
studierte Sportwissenschaften (Schwerpunkt Biomechanik) und arbeitet seit 1986 als Rehabilitationstrainer im Bereich Sportphysiotherapie. Seit 1990 betreibt er in der Eden Reha Privatklinik in Donaustauf ein Privatinstitut für Leistungsdiagnostik. Er betreut Leistungssportler und unterrichtet seit 1992 im Bereich Trainingstherapie bzw. Aufbautraining. Als Berater ist er für Top-Fußballclubs und Verbände wie das Nationale Olympische Komitee Bahrein und die Sporthochschule Peking sowie im Adidas Innovation Team tätig. Sein Spezialthema auf dem Gebiet der Biomechanik ist die »funktionelle Bewegungsanalyse«.

Bildnachweis
Lucian Mitiu: 14; **Privat:** 19; **Axel Camici:** 29; **Markus Voll (Illustrationen):** 33, 34–35, 60–131; **Michael Wilfling:** 4–5, 7, 8–9, 22–23, 29, 34–35, 36–37, 48, 50, 52, 54, 60–131, 132–133, 149, 154–155, 162–163, 166–171, Umschlag; **Fotolia:** L. K. 152; **Wolfgang Hennig:** 10, 11, 12–13, 17, 21; **Stockfood:** Bischof, Harry 143; Foodcollection 137; Gräfe & Unzer Verlag/Bischof, Harry 140; Plewinski, Antje 146; S. & P. Eising 151

Literatur
Grönemeyer, Prof. Dr. med. Dietrich: Das Grönemeyer Rückentraining, Zabert Sandmann Verlag, München 2009.
Konopka, Dr. med. Peter: Sporternährung, BLV Buchverlag, München 2008.
Müller-Wohlfahrt, Dr. med. Hans-Wilhelm; Schmidtlein, Oliver: Besser trainieren!, Zabert Sandmann Verlag, München 2007.
Müller-Wohlfahrt, Dr. med. Hans-Wilhelm: Mensch, beweg Dich!, Zabert Sandmann Verlag, München 2001.
Schek, Dr. oec. troph. Alexandra: Ernährung im Top-Sport. Aktuelle Richtlinien für Bestleistungen, Umschau Zeitschriftenverlag, Wiesbaden 2013.